みるみる若返る!

奇跡の幹細胞新療法

増毛、不妊改善から脳出血・リウマチ・ガン治療まで

西脇俊二
［ハタイクリニック院長］
Nishiwaki Shunji

はじめに

こんにちは、ハタイクリニック院長の西脇俊二です。この度はこの本を手に取っていただいてありがとうございます。

私が、この本をぜひ世に出したいと思ったのは、幹細胞培養上清液療法（以下、幹細胞療法）の圧倒的な効果をできるだけ多くの方に知らせなければいけないと考えたからです。

ではなぜ私が幹細胞療法の効果を多くの人に広めたいかと言いますと、これまでがんやリウマチ、潰瘍性大腸炎などの人生に大きな影響を与える重大な病気にかかってしまったり、あるいは不要に老けてしまっていて見た目だけでなく、活力も失われ本来もっと楽しめるはずの人生をふいにしてしまっていると感じる方が多かったからです。

人類の歴史では、古代から現代まで健康と若さを追求する多くの方法が探求され、試されてきました。特に現代においては、科学や医学の進歩により、私たちの夢はますます現実味を帯びてきています。その中でも、特に注目すべきは幹細胞療法です。

幹細胞療法は、単なる医療技術の1つではありません。それは、私たちの身体の自然な修復能力を引き出し、驚くべき再生力をもたらす新しい時代の幕開けを象徴しています。本書『みるみる若返る！奇跡の幹細胞㊍療法』では、幹細胞が持つ多岐にわたる可能性と、その具体的な効果について詳しく解説していきます。

●幹細胞の驚異的な効果

幹細胞は、円形脱毛症やがん、脳出血による麻痺、リウマチ、不妊症など、さまざまな病気や障害に対して効果を発揮することが知られています。これらの病気や障害は、従来の治療法では完全に克服することが難しいとされてきましたが、幹細胞療法はその限界を超え、新たな希望をもたらしています。

例えば、円形脱毛症に苦しむ人々にとって、幹細胞療法は新しい髪の成長を促進し、自己信頼を取り戻す助けとなります。がん患者にとっては、幹細胞培養上清液に含まれるエクソソームによってＮＫ細胞ががんを攻撃するのを促進し、治療の可能性を広げます。脳出血による麻痺患者には、幹細胞が損傷した脳組織の修復を助け、生活の質を劇的に向上させます。

●ロシア製幹細胞の優位性

幹細胞の中でも、特に注目すべきはロシア製の幹細胞です。ロシアでは長年にわたる研究実績があり、最も大切な成分であるエクソソームが桁違いに多い幹細胞の培養技術を開発し、これにより幹細胞の持つ再生能力を最大限に引き出すことに成功しました。それが治療効果の向上に直結します。

●老化は病気である

私たちはしばしば老化を避けられない自然現象と捉えがちですが、実際には老化は一種の病気であると考えることができます。老化によって引き起こされる身体の機能低下や病気は、治療と予防が可能なものです。幹細胞療法は、この老化に対する最も効果的な解決策の1つです。

●リバースエイジングの可能性

幹細胞療法は、単なる病気の治療にとどまらず、リバースエイジング、すなわち若返りをも実現します。幹細胞の再生能力を活用することで、身体の細胞や組織を若々しく保ち、老化によるダメージを逆転させることが可能です。これにより、私たちは健康で活力に満ちた生活を長く続けることができるのです。

●幹細胞培養技術の重要性

幹細胞療法の成功の鍵は、質の高い幹細胞の培養にあります。幹細胞の培養技術は日々進化しており、これにより治療効果の向上と病気予防の可能性が広がっています。幹細胞培養は、究極の病気予防手段として、私たちの未来の健康を支える重要な技術です。

本書では、幹細胞療法の基礎知識から最新の情報、具体的な治療例までを網羅的に紹介し、他に若返りと健康な生活を続けるために重要なＮＭＮ、食事法、デトックスなどの生活方法についてもご紹介しています。幹細胞療法の持つ無限の可能性を理解し、その恩恵を最大限に享受するためのガイドとして、本書を役立てていただければ幸いです。幹細胞療法は、未来の医療の中核を成す技術であり、私たち１人ひとりの健康と幸福に大きな影響を与えることでしょう。

この驚きの「幹細胞㊍療法」を通じて、健康で若々しい未来を一緒に創造していきましょう。

２０２４年7月29日

西脇俊二

『みるみる若返る！ 奇跡の幹細胞㊪療法』◆目次

はじめに……3
幹細胞の驚異的な効果……4
ロシア製幹細胞の優位性……5
老化は病気である……6
リバースエイジングの可能性……6
幹細胞培養技術の重要性……7

第1章　幹細胞㊗療法・驚きの万能治療例……15

円形脱毛症だったAさんの場合……16
AGAの人も、強くしなやかな髪の毛が……20
がんが「消えた」……28
脳出血による麻痺が治った……34
リウマチまで治った……40
不妊治療が突然、成功した……45
私自身が、毎年若返り始めている……50

第2章　なぜ若返り、万病が治るのか？ …… 55
幹細胞が「万能」である理由 …… 56
再生医療の材料になる「幹細胞」 …… 60
「体性幹細胞」を推さないワケ …… 64
幹細胞より強い「上澄み液」 …… 71
上清液に「幹細胞が入っていない」メリット …… 75
なぜ、ベラルーシとロシアア製を勧めるのか …… 78
「加齢」と「老化」はまったく異なる …… 84
老化の原因となるいくつかの仮説 …… 89

第3章　無防備な老化を避けるための9つの方法 …… 95
「無防備な老化」をしないために …… 96
その1・週1〜月1回、幹細胞培養上清液を投与 …… 97
その2・NMNを摂取する …… 103
その3・糖質を控える …… 106

その4・腹八分目を意識する……112
その5・過剰な運動を控える……116
その6・水分補給を欠かさない……123
その7・熱い風呂でデトックスする……127
その8・基礎代謝をアップさせる……131
その9・睡眠を何より大事にする……133
第4章　進化し続ける「リバースエイジング」の手法……139
「若返り」の魔法は、アップデートしている……140
ヨード療法の新展開……142
コロナ後遺症に対する「銀イオン水」の可能性……147
エクソソームを使った膵臓がんの早期発見……152
「光治療」が照らすもの……154
リバースエイジングのための「期待しないマインド」……158
相手の承認欲求を満たしてあげる……166

病も若返りも「気」から……………169

第1章

幹細胞㊪療法・驚きの万能治療例

●円形脱毛症だったAさんの場合

目黒区・祐天寺《ゆうてんじ》にある私のクリニックに、Aさんが来たのは2022年の6月でした。

Aさんは50代前半の女性。

群馬でご両親が経営している旅館を手伝っていましたが、その日はわざわざ上京して私を訪ねてくれたのです。

その日、東京は気温が30度を超えて、梅雨時のじめじめした暑さに見舞われていました。だからAさんが、大きなツバのついた帽子を被っていたことに違和感を抱きませんでした。もっとも、診察室に入ってそれを脱いだとき、暑さだけが着帽の理由ではないとわかりました。

彼女の頭部には直径8～10㎝ほどの、頭髪が生えていない、というか相当薄くなっている箇所があったからです。

聞けば「ここ2～3年に急激に抜け毛が増えたと思ったら、円形脱毛症になった」ということでした。その頃、ちょうどコロナ禍がはじまり、実家の旅館の経営がうまくいかず、ご両親とも揉《も》めがちな日々を送っていたそうです。

「そうした日々のストレスが原因だと思います」

浮かない顔で教えてくれました。

いくつかの病院にも出向き、治療を受けたこともありました。すると一旦《いったん》は脱毛が止まり、髪の毛が抜け落ちた地肌に産毛《うぶげ》のようなものが生える。しかし、また仕事やプライベートでストレスを感じると髪が抜けはじめ、元に戻ることを繰り返していたそうです。

円形脱毛症は「自己免疫疾患」の一種とされています。

免疫は、外部から身体に入ってきた細菌やウイルスを、外に排出しようとして働く防衛システムのようなものです。しかし、この働きがうまくいかないと、細菌やウイルスを迎撃《げいげき》するための防衛システムなのに、自らの身体を攻撃してしまうのです。

たとえば、自分の免疫が皮膚を攻撃してしまうのが「アトピー性皮膚炎」。自分の免疫によって気管支系を攻撃してしまうのが「喘息《ぜんそく》」です。

そして髪の毛の根っこにあたる毛根を、異物と判断して排除しようとして迎撃してしまったのが「円形脱毛症」というわけです。

アトピー性皮膚炎にしろ、喘息にしろ、簡単に投薬で完治《かんち》するような疾患ではないのが特徴です。

自己免疫疾患につながる免疫システムの不具合は、心身へのストレスや睡眠不足、運動不足といった、生活習慣やメンタルの領域が引き金になって起こるからです。だから、円形脱毛症の標準的な治療、「ステロイドの局所注射」や「局所免疫療法」といったものでは、完治するのが難しいのです。喘息やアトピー性皮膚炎のように、生活習慣の乱れやストレスによってぶり返す方が多いからです。

Aさんは、まさにそれでした。

皮膚科のクリニック、総合病院などでステロイド注射などを試して、少なからず効果は出ました。ただ、実家の旅館経営のことで父親と揉めたりすると、途端に抜け毛が起こり、また地肌が見える。薄毛になったストレスで、またさらに別の円形脱毛症が始まる——。

そんなスパイラルから抜け出したい一心で、彼女は群馬から東京目黒の祐天寺のハタイクリニックを訪れたのです。

「幹細胞培養上清液」による治療を受けるために。

●ＡＧＡの人も、強くしなやかな髪の毛が

次章でくわしくお伝えしますが、「幹細胞」とは、身体のあらゆる細胞に変化できる未分化の細胞のことです。

私たち人間の身体は、目も歯も、骨も臓器も血管も、もちろん髪の毛もすべて細胞からできています。しかも、もともとはたった1つの受精卵から始まっています。受精卵がどんどん細胞分裂をしながら数を増やすと同時に、それぞれが皮膚になったり筋肉になったり、何かしら1つの役割と持ち場を与えられた細胞に変わっていくわけです。

これを「分化」と言います。

「幹細胞」とは、分化する前の、まだ何の役割か決まっていない細胞のことを指します。最初に〝幹〟と付くように、そこからどんな枝葉が出てくるのかわかっていない細胞のことです。

実は人間の中には、こうした分化していない幹細胞が多々存在しています。

ケガや病気などでどこかの細胞が損傷したときに「分化」を始める。

損傷した細胞に変わって体内でスタンバイしていた幹細胞があらためて分化、損傷した部分を補修するわけです。

私たちの身体が多少の傷などを負ったとしても、自己修復する力を持っているのは、この幹細胞が備わっているからなのです。


ここまで読んで、ピンと来た方もいるかもしれません。

京都大学の山中伸弥《しんや》教授がその発展に大いに関わった再生医療の領域で期待がかかる「iPS細胞」もまさに幹細胞の1つです。人工的に作成した幹細胞であるiPS細胞によって、皮膚や心臓、肺や腸などの再生医療は実現しています。

ようするに、幹細胞は分化する前の細胞であり、傷んだ細胞に代わって新たに分化された細胞として再生させることができるのです。

幹細胞は、人の脂肪などから培養して量産することが可能です。

この培養のときに使われる液体、その上澄みにあたるのが「幹細胞培養上清液」というわけです

幹細胞培養上清液には幹細胞そのものは含まれませんが、幹細胞が持つ細胞の分化能力が液体そのものに含有されているのが特徴です。しかも濃縮されているため、むしろ幹細胞よりも分化、再生に関して強い能力を発揮するとも、また幹細胞そのものよりもリスクが極めて低いとも言われています（幹細胞のリスクに関しても次章でくわしく解説します）。

私が今、ハタイクリニックでの治療に積極的に使っているのが、この幹細胞培養上清液なのです。

何の治療に？

ほぼ、あらゆる疾患の治療です。

先に述べたように、幹細胞は身体のあらゆる細胞に変化できる、未分化の細胞。ケガや病気などで損傷した細胞の代わりに、新しい細胞を作りだし、分裂して増殖。自ら治《ち》癒《ゆ》させる力を持っているからです。

もちろん「頭髪の損傷」も含まれます。

群馬からわざわざ目黒区の私のところまで訪ねてくれたAさんに、私は幹細胞培養上清液を注射によって投与しました。

患部、Aさんの場合は抜け毛の現れた頭皮の部分に打つほうが効果的ですが、頭部は注射の痛みが強くなるため、腹部から打ちました。

「ホーミング（帰巣《きそう》）効果」といって、幹細胞は傷がついた細胞部位の場所に自然と集まり、修復しようとする性質があるため、腹部に打ったとしても患部に向かいます。Aさんの場合は、治療を施しても治らず、ときにひどくなっていた頭部の損傷、つまり円形脱毛症に届き、効果を発揮すると確信していたからです。

「なんだか視野が明るくなった気がするんです……」

幹細胞培養上清液を投与したちょうど1ヶ月後、再来院したAさんの第一声はそれでした。Aさんは50代半ばで年齢的にも全身の筋力が衰える頃。わかりやすくそれを感じるのは眼球まわりの筋力の低下で、カメラの絞りにあたる力が弱まるため、加齢すると目の焦点が合いづらくなります。いわゆる「老眼」です。Aさんも、老眼を強く感じるタイプでしたが、いわば老眼も細胞の損傷の1つ。幹細胞培養上清液がホーミング効果で、目の周りの筋力にも届き、筋力を取り戻させたのだと思われます。

そして、もちろん頭皮にも効果が現れました。

帽子をとって頭頂部を薄くさせていた円形脱毛症を見ると、産毛のようなものが確認できました。わずか1回の投与にもかかわらず、すでに髪の毛が生え始めていたのです。

その後、毎月のようにAさんは上京。来るたびに幹細胞培養上清液を注射するように

幹細胞培養上清液の頭皮への投与から１ヶ月半後の2022年11月24日の写真。新しい髪の毛が圧倒的に生えてきている

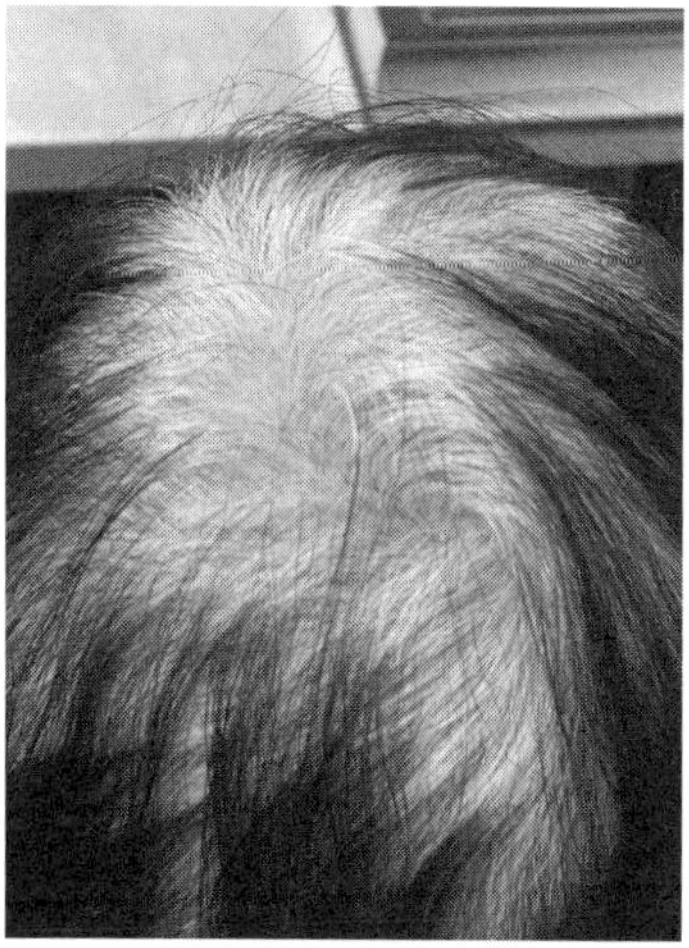

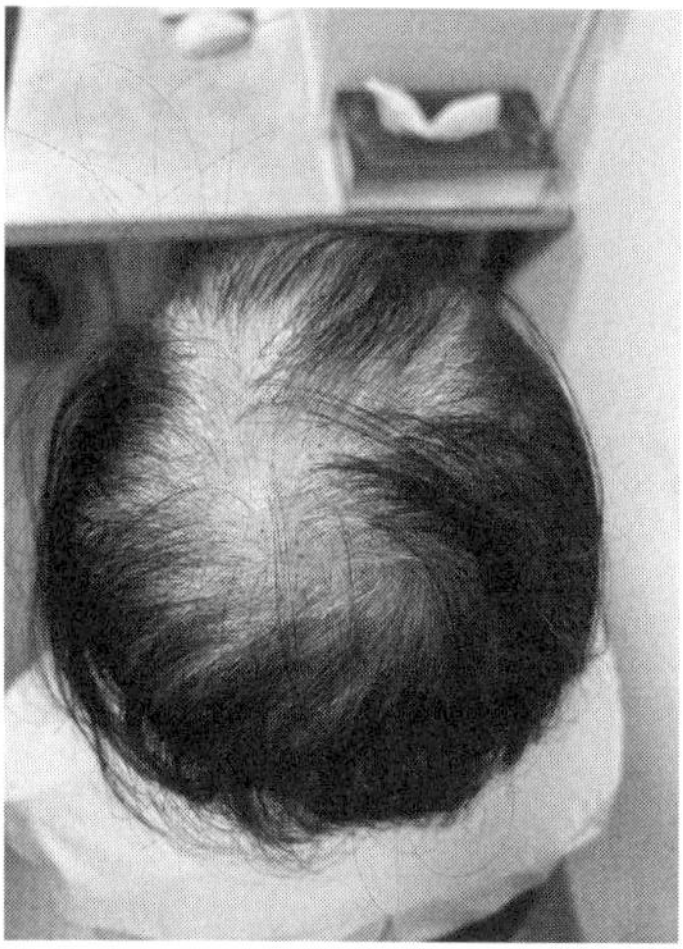

頭皮への投与前の10月６日の写真

なりました。3ヶ月目の10月からは「効き目が強いならぜひ」との本人の希望もあって、頭部に打ち始めました。

そして、11月下旬のAさんの頭頂部を撮ったのが、前ページ上の写真です。その下の、幹細胞培養上清液を頭に注射する前の10月上旬の写真と比べてみると、別の人のように見えるのではないでしょうか。

その後、Aさんは多少のストレスを受けても円形脱毛症が現れることはなくなりました。むしろ顔色も良くなり「以前よりいきいきと生活できるようになった」とおっしゃっています。理由の1つに睡眠時間が多くとれるようになり、睡眠の質が上がったからだと思われます。

幹細胞培養上清液は、投与された身体の中で損傷している部分を修復します。これは、本来、人が持っている自然の治癒能力です。幹細胞は、誰の身体のなかにも備わっているからです。

ただし、加齢によって、そのスピードと能力は落ちていきます。

赤ちゃんが日に日に成長する。子供がケガしてもすぐに治ってしまう。成長にともなって、私たちの幹細胞は、そんな力強さを無くしてしまうからです。

しかし、幹細胞培養上清液は、そんな治癒能力を、外部からあらたに取り入れて、取り戻してくれます。

いわば若い頃と同じような力強い細胞分裂と、治癒能力を手にできる。

「若返り」をはかれるというわけです。

だからAさんは、円形脱毛症はもちろんのこと、老眼も改善傾向になり、睡眠も若い頃のようにぐっすり眠れるようになった。睡眠の質と量が上がれば、人はストレスも回復しやすくなります。メンタル面でも、円形脱毛症を防ぐ要因を手にしたと言えるでしょう。

ちなみに、自己免疫疾患による円形脱毛症だけではなく、男性型脱毛症、いわゆるA

ＧＡにも、幹細胞培養上清液は効果が見られます。ＡＧＡはミノキシジルやフィナステリドといった外用薬がすでに普及して、多くの効果をあげていますが、中にはこれらの薬が合わない方が少なからずいます。幹細胞培養上清液の噂を聞きつけて打ちに来る方が、私のクリニックにもいます。

そうでなくとも、別の疾患や症状を緩和するために、幹細胞培養上清液を打った結果、「髪が太く、濃くなってきた」という方がとても多い。

何を隠そう私がそうです。

もともと髪が太く、多いほうですが、さらに太くツヤが出てきて、むしろ髪をまとめるのが大変なほどです。こうして、幹細胞培養上清液が「万能薬」や「若返りに効く」と言われるのを、日々、患者さんからも自分自身からも体感しているのです。

●がんが「消えた」

「万能薬であるのならば、がんなどにも効果があるのか？」

幹細胞培養上清液の効能を知ったあなたは、そう思われるかもしれません。

結論からいうと、イエスです。

がんは「完治する」とは言いにくい病気ではありますが、私は幹細胞培養上清液の投与によって「がんが消えた」患者さんなら何名か診てきました。


Bさんはその1人です。

57歳で会社役員の男性。実は36歳の頃から長く糖尿病を患っていました。血糖降下剤という薬をその頃から飲み続けるほどで、肝機能も腎機能もそもそも良くなかったそうです。


がんが見つかったのは3年前でした。

膝も悪く、左膝に人工膝関節を置換する手術の際、偶然、入院前の検査で「肝硬変と肝がんを患っている」と診断されたのです。

本来なら、抗がん剤を点滴で投与するのがスタンダードな治療法です。しかし、Bさんの場合は、肝臓も腎臓も極めて状態が悪かったため、大量の点滴を打つのが難しい状況でした。

そこで、Ｂさんは紹介された大学病院の勧めで「ラジオ波焼灼療法（ＲＦＡ）」というがん治療をスタートさせていました。これは細い針を患部に挿入して、ラジオ波帯域の電流を流すことで、がんを焼いて破壊する外科的治療法です。物理的な痛みは多少ありますが、大量の水分を投入せず肝臓や腎臓の機能に負担をかけないため、Ｂさんでも問題なく継続できる治療法でした。

しかし、「ラジオ波焼灼療法（ＲＦＡ）」の難点は、治療期間が長いことです。何度も何度もひたすら肝臓に針を入れて焼く必要があります。麻酔を使うとはいえ、身体への負担は相当なものです。Ｂさんは3年半の間、この治療に耐えてきましたが、「もっと楽で効果的な治療法はないのか」と私のクリニックを訪ねてくれたのです。

私が院長を務めるハタイクリニックは、１９８６年に先代院長・旗井《はたい》勉《べん》氏が立ち上げた、日本初のアーユルヴェーダ治療院です。アーユルヴェーダはもちろん、漢方薬などの代替医療と従来の西洋医学をあわせた統合医療を積極的に提供してきました。

２００９年に私が院長を引き継いでからも、統合医療を提供しながら、とくにがん患者の方々を多く受け入れてきました。

「超高濃度ビタミンC点滴」と糖質を抜く「断糖」を組み合わせた画期的ながん治療法を日本で最初に実践してきました。

当初、一部の方々には「効くはずがない」「トンデモ療法だ」と批判されましたが、今では〝良識ある医者の方々〟にまで流行しはじめている代替医療法です。アメリカでも流行《はや》っています。

実際、ビタミンC点滴＋断糖が、多くのがん患者さんに効果的なことが、知れ渡ってきた結果でしょう。

もっとも、Bさんの場合は、超高濃度ビタミンC点滴を打つことはできませんでした。

先述の通り、大量の液体を体内に送り込む点滴は、腎臓と肝臓をやられている彼には負担が強すぎるからです。

そこでBさんは「幹細胞培養上清液」を選択したのです。

幹細胞培養上清液も主に点滴で投与するのですが、ビタミンC点滴や抗がん剤のように大量の液体を打つわけではありません。それらに比べれば微量です。

そこで2021年の9月から幹細胞培養上清液を1週間~10日に1度の頻度で投与するようになりました。頻繁ではありますが、ラジオ波焼灼療法に比べれば、痛みもストレスもありません。そして治療をスタートさせて約半年が経ったBさんの肝臓をMRIで撮ったのが左ページの上の写真。下の写真が、最初に来院してくれたときのBさんの肝臓です。

肝がんだった部位がほとんど何もない状態になっているのがわかります。

Bさんのがんは、こうして消えたのです。

今も、様子を見ながら治療を継続させていますが、月に1度程度の投与で済ませてい

肝臓がんが消えた！

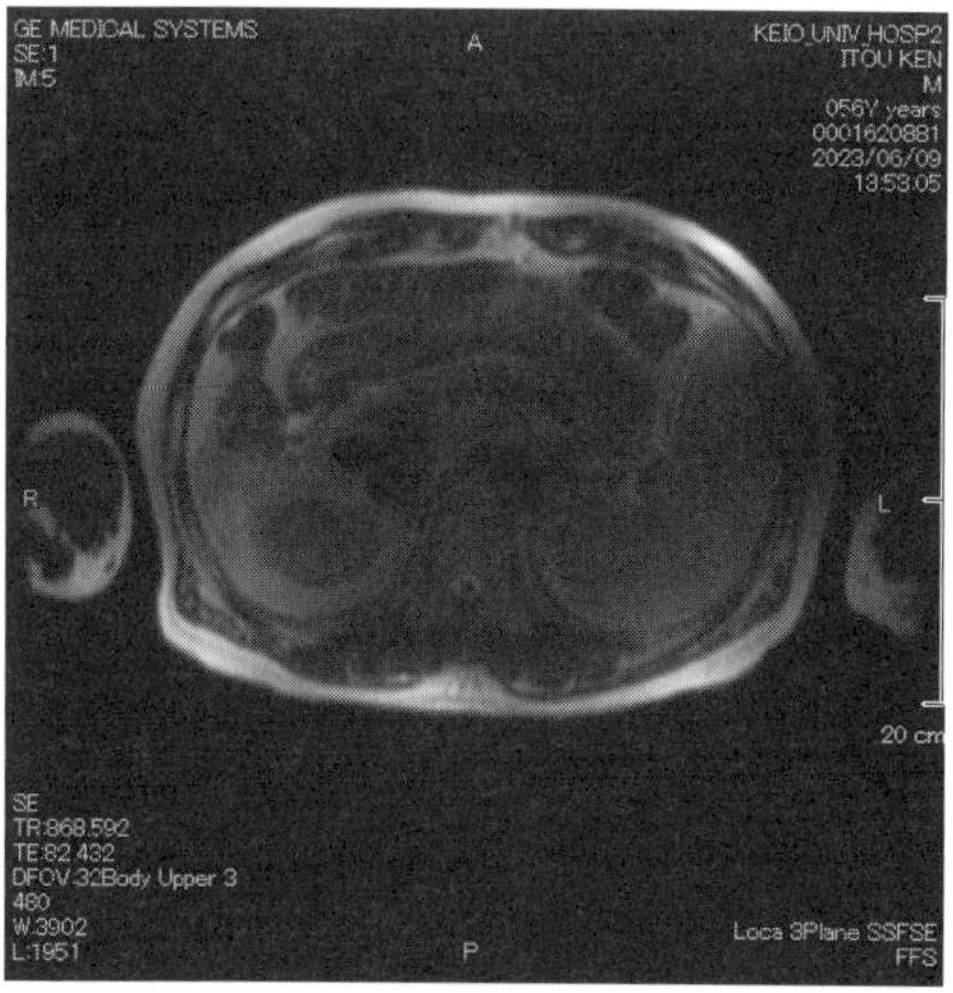

投与後

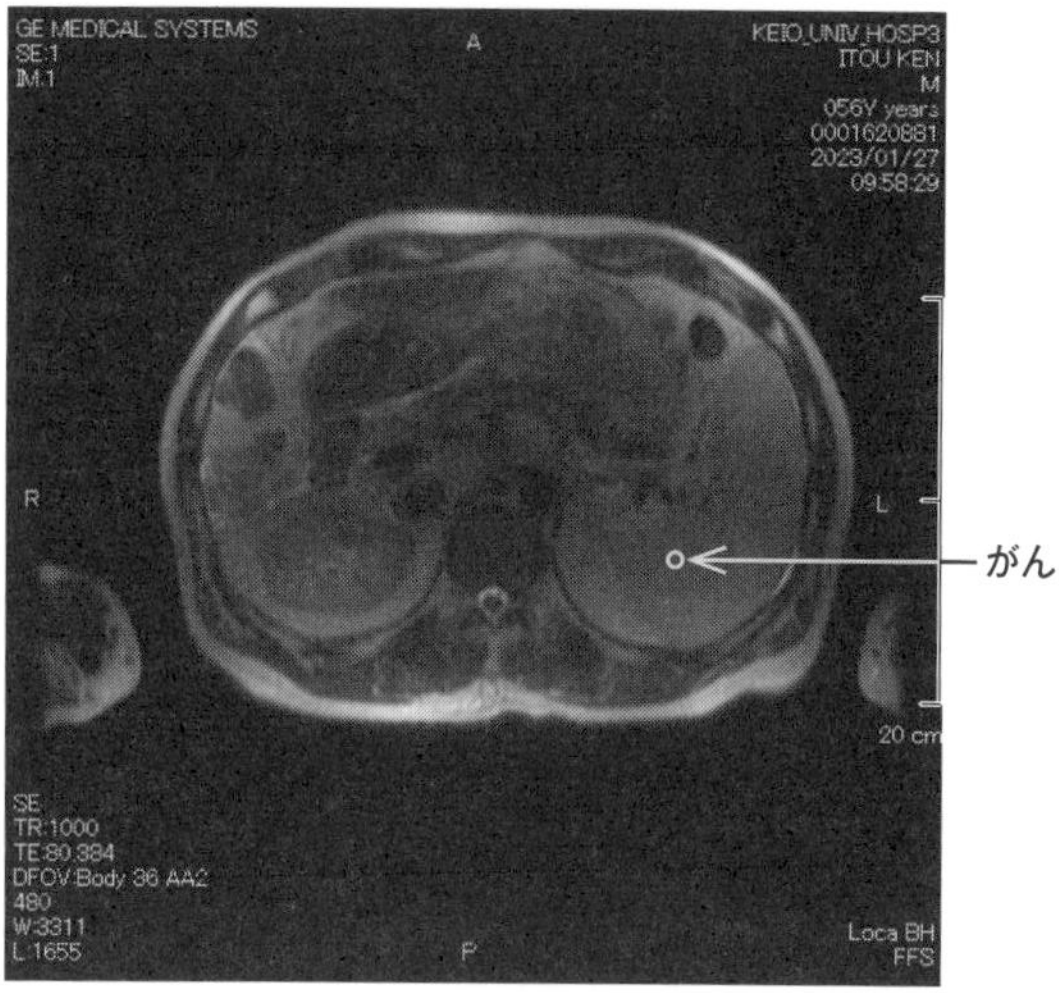

投与前

ます。また、がんが消えただけではなく、肝硬変もなくなり、Bさんは肝臓や腎臓の機能も正常範囲に戻りました。

幹細胞培養上清液の自然治癒力、若返りの力がBさんにも存分に発揮されたわけです。

●脳出血による麻痺が治った

「即効性」は、幹細胞培養上清液の大きな特徴です。

体内に入り、幹細胞機能が細胞分裂を起こすのはほぼ瞬時で、投与後、リアルタイムで患部での効き目を実感することが極めて多いのです。

脳出血を起こして左半身が麻痺した、Cさんはわかりやすい例でしょう。

これは私のクリニックではなく、札幌の三浦哲哉先生（Miraclinic 院長）の症例です。

Cさんは47歳の男性で、交通事故によって脳出血を起こし、左半身が麻痺。とくに手と脚がほぼ動かなくなりました。1年間、リハビリに励みましたが、ほとんど動きません。脳出血による身体の麻痺は、血液が滞って脳に届きにくくなって、脳細胞が死滅することで起こります。リハビリで動かない手足をなんとかしようとしても、脳細胞が死んだままではままならないからです。

そんなとき、Cさんは人づてで三浦先生のクリニックを知りました。
「動かなくなった左半身をなんとかできないか」と相談したのです。

繰り返しになりますが、脳梗塞によって引き起こされる半身不随などの後遺症は、「脳細胞が死滅した結果」引き起こされるものです。つまり死滅した脳細胞を修復、あるいは補うことができれば、元に戻るということ。
「幹細胞培養上清液」の得意とする領域です。

三浦先生は、まず首の頸《けい》動脈に幹細胞培養上清液を注射したそうです。脳に近いため、より効果が早く出ると考えたからです。

実際、早かったようです。

2週間後、Cさんがクリニックを再び訪れたとき、三浦先生も「驚くほどだった」と振り返ります。

1年間のリハビリでほとんど微動だにしなかった左脚が、いとも簡単に動かせるようになっていました。今はほぼ歩き、手も普通に使えるようになっているようです。

普通の医療従事者は信じない方が多いと思います。

しかし、そんな奇跡のような光景に幹細胞培養上清液の治療をしていると出会えるのです。

実際、私のもとにも、80歳で、突然、脳梗塞《こうそく》で倒れたDさんが訪ねてきたことがありました。ご存じのように、脳梗塞も脳の血管が詰まるなどして、血液が滞り、脳細胞が死滅してしまう病気です。その結果、言語障害や視覚障害、半身不随などの後遺症が現

脳出血で麻痺した左半身が、幹細胞培養上清液の投与後、動くようになった！

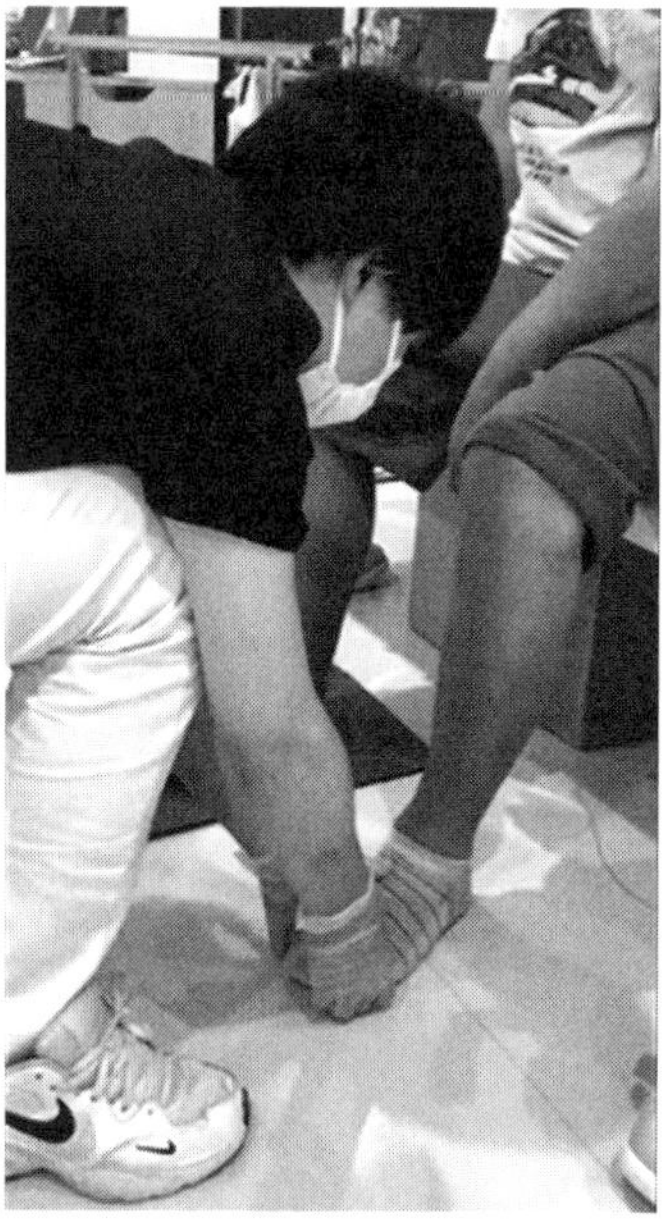

投与前
医師が触れても、反応できなかった

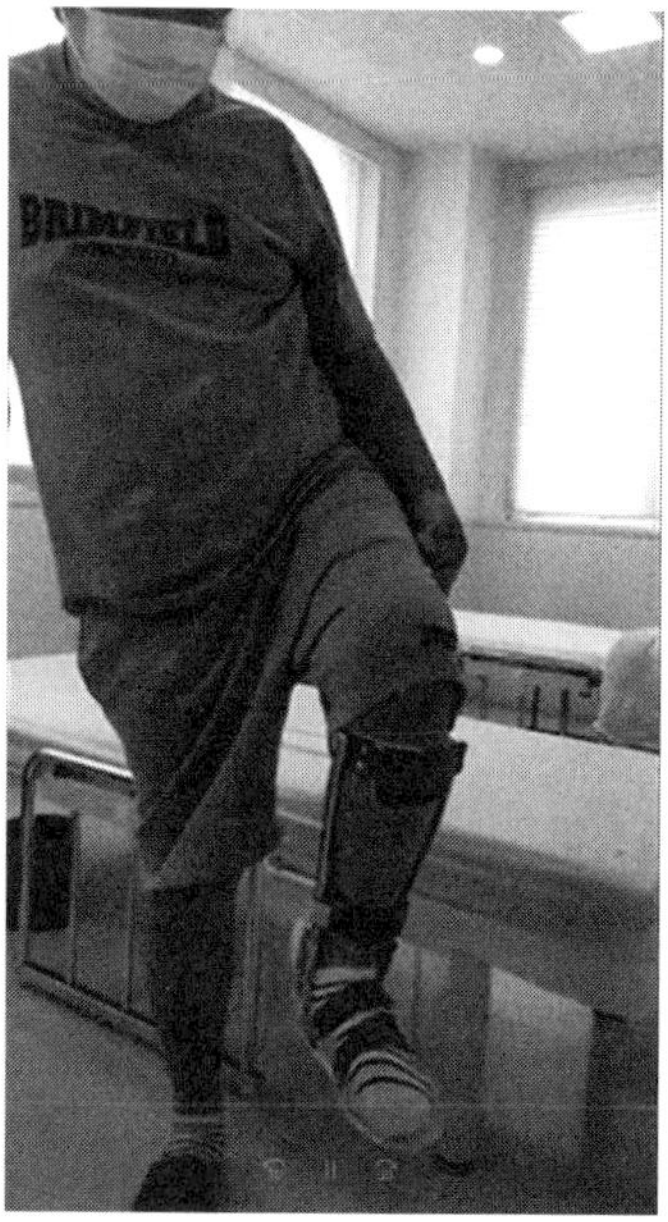

投与後
自力で脚を挙げることができた

（Miraclinic三浦哲也先生提供）

れるのが一般的です。

Dさんの場合は、左半身付随でした。

重症ではなかったため、Dさんを診た医師の判断は「リハビリで少しは治るだろう」というものでした。実際にDさんはリハビリを開始していましたが、性格的にめんどくさがりで、リハビリ病院から足が遠のいたり、リハビリ中もイライラと腹が立つ自分にまた腹を立てる日々を送っていたそうです。

そして、私のもとを訪ねてきてくれたのです。

「幹細胞培養上清液」の噂を聞きつけたからです。

もっとも、Dさんはめんどくさがりのせっかちな性格。しかも高齢なうえ、左半身が脚も含めて動かないため、週1回～月1回の幹細胞培養上清液の点滴のために来院するのは億劫《おっくう》だろうと考えました。

そこで、私が勧めたのが、点鼻《てんび》薬でした。

鼻の穴に自ら噴霧《ふんむ》する点鼻スプレーに幹細胞培養上清液を入れ、毎日、シュッシュと噴霧するように指導したのです。

連絡が入ったのは、わずか3日後のことでした。
「見てください。動くようになりました！」
そんな一言とともに、動かなかった左脚が上下に動くようになった動画を送ってきてくれたのです。

鼻粘膜からの投与は、皮下注射より早く血液中に液剤が入ります。その影響もあったとは思いますが、わずか3日でまったく動かなくなった脚が動くようになったのは、幹細胞培養上清液の即効性をよく表しているのではないでしょうか。

余談ですが、私のクリニックで働いてくれている看護師の1人が先日、「昨晩、ぎっくり腰になってしまって……」とコルセットをつけた痛々しい姿で通勤してきたことがありました。

彼女に幹細胞培養上清液を注射したところ、40分後にはコルセットをはずして、普通に仕事し始めていました。

●リウマチまで治った

朝方、手がこわばりはじめ、気がつくと、手足の指や膝などの関節が痛み、固まったように動かなくなってくる——。

女性に多い関節リウマチも、自己免疫疾患の1つです。

本来ならば細菌やウイルスといった身体に悪影響を及ぼすものを排除し迎撃するための免疫システムが不具合になります。その結果、迎撃するための抗体が自分の身体の一部である関節を攻撃してしまうのです。重症になると、軟骨や骨まで損傷し、関節が固まったり、変形したままになったりする恐ろしい病気です。

ちなみに自己免疫疾患は、「免疫置換療法」という代替医療で、治療する方法もあります。これは皮膚内に少しずつ、非特異抗体を蓄積させ、異常特異抗体と置換して、病因を消滅させます。

とても効果的で、花粉症や喘息といったアレルギー症状やバセドウ病や潰瘍性大腸炎など、多くの自己免疫疾患に効果的な治療法で、私も多くの患者さんを免疫置換療法で治療してきました。

しかし、あらゆる自己免疫疾患に効果てきめんかというと、違いました。

関節リウマチだけは、なぜか効果が薄かったのです。それでも、さらに効果が薄く、症状を緩和する程度の薬物療法や、地道で長いリハビリ、あるいは人工関節に入れ替える大掛かりな外科手術に比べれば、ベストな選択でした。だからこそ、私のクリニックに来られる関節リウマチの患者さんには、免疫置換療法を勧めていたのです。

ルーマニアから東京に移住しているEさんにも、免疫置換療法をまず施していました。Eさんの娘さんが私の英語の先生で「実は母が関節リウマチに悩んでいる」と相談されたことをきっかけに通院するようになりました。

それが2021年の頭です。

実はこの頃、まだ私は幹細胞培養上清液による治療を始めていませんでした。ですので、当時の最適解として、免疫置換療法を選んでいたのです。Eさんの関節リウマチは主に手の指によく発症していましたが、治療後は多少改善していたようです。

しかし、イタリアンレストランで働いているEさんは、極めて働き者で、少し調子がよくなると洗い場からホールまで、昼から夜中まで働いてしまうタイプ。関節リウマチの患部は酷使してはいけないのに、すぐに悪化する……という悪循環を繰り返していました。


そして2022年に入って、幹細胞培養上清液を扱うようになり、私はEさんにどうだろう？　と考えたのです。

先に挙げた円形脱毛症を幹細胞培養上清液で完治させたAさんなどの例が少しずつ積みあがり、自己免疫疾患に効果的なことがわかっていたからです。また体内の幹細胞を

関節リウマチも寛解した！

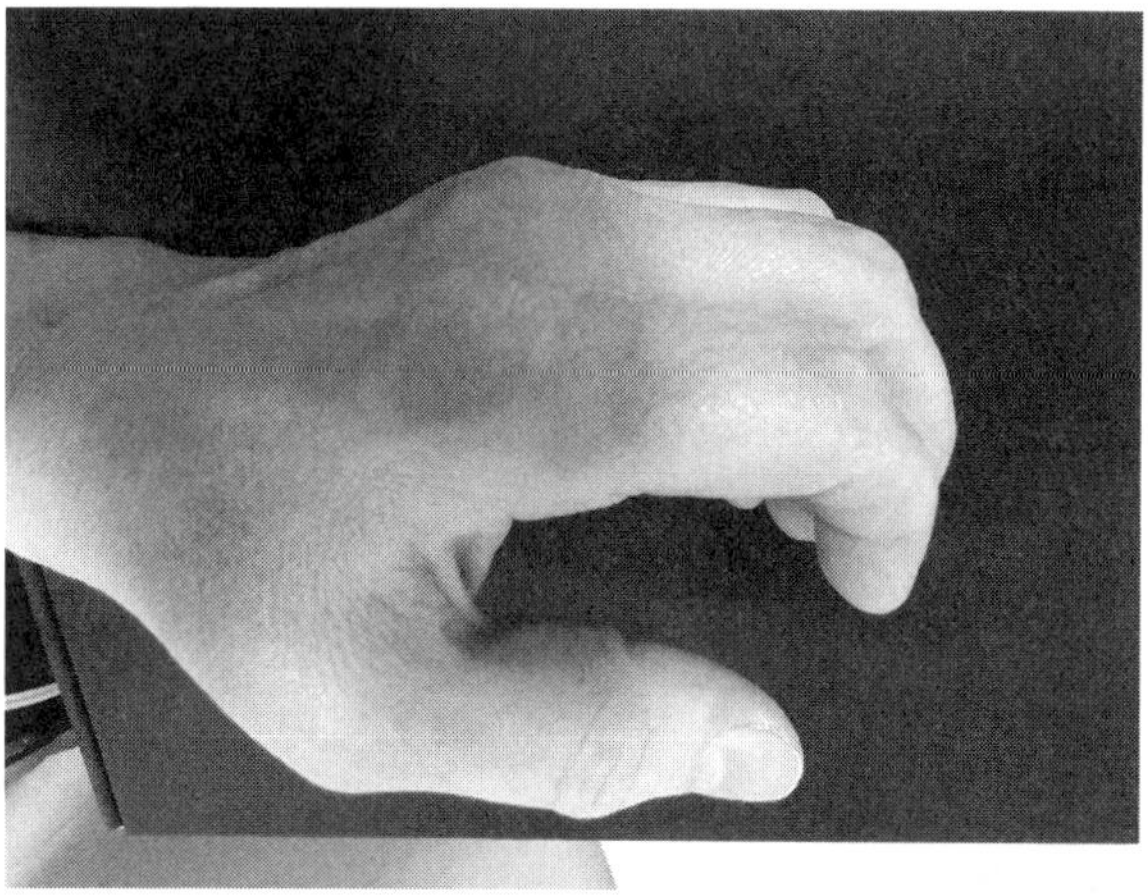

投与前
完全に指が閉じた状態で、開かなかった

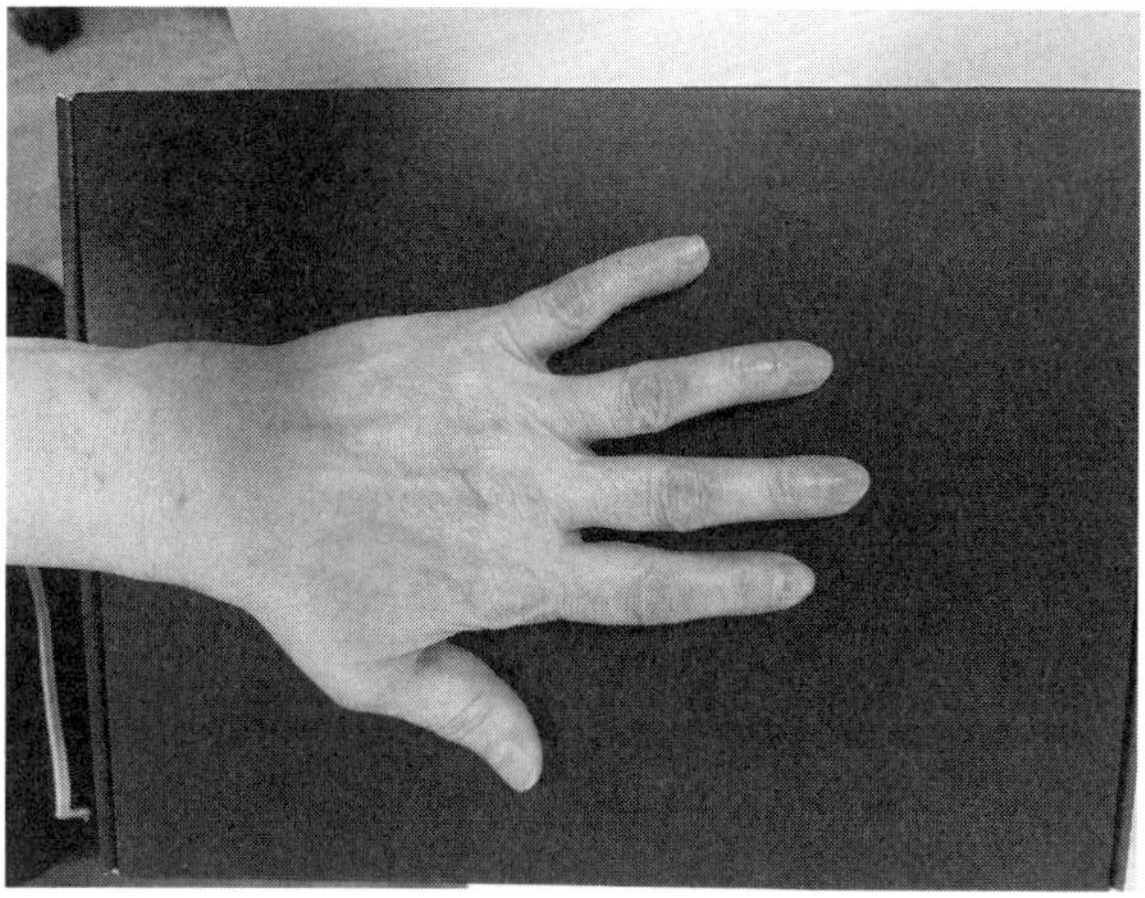

投与後
幹細胞培養上清液を注射後、わずか数時間で指を開けるようになった。その後、月に１度の投与を続け、現在では寛解している

活性化させ、ケガや病気などで損傷した細胞の代わりに、新しい細胞を作りだし、分裂して増殖するその治癒システムは「免疫置換療法では難しかった関節リウマチの完治も実現できるのではないか」と考えたからです。

予想は的中しました。

Eさんに幹細胞培養上清液を勧めたところ、「ぜひ試したい」と快諾。2022年の4月に最初の投与をしました。

忘れもしないその日、朝9時に来院したEさんは「とても痛い」と言いながらこわばった左手を見せてくれました。完全に指という指が閉じたままで、開かない状態に。その不自由さと痛みは、見ているこちらもつらくなるほどでした。

早速、幹細胞培養上清液を注射。「ひとまずは自宅で安静にしてください」と伝えて、帰っていただきました。

その日の午後でした。

「先生。痛くなくなった。指、動きます」

喜びの言葉とともに、写真がＬＩＮＥで届きました。

上が最初にこわばっていた指。

下が幹細胞培養上清液を注射した数時間後、動き、開くようになった指です。

その後、Ｅさんは１ヶ月に１度ほど幹細胞培養上清液の注射を続けて、今はすっかり関節リウマチに悩まされることがなくなりました。

心身が若返ったためでしょう。意欲も増して、以前よりさらにハードワークに励んでいるようです。

むしろ、私は今、Ｅさんの働き過ぎを心配しているほどです。

●不妊治療が突然、成功した

２０２１年に厚生労働省がとったデータによると、日本では今やおよそ4組に1組の夫婦が不妊治療を受けたことがあるそうです。

社会が多様になり、晩婚化が進んだこともあり、不妊に悩まれる方は本当に多くなったと感じます。かつてよりはオープンに情報が行き渡り、不妊治療へのハードルが下がったことや、保険適用になって、コスト面でも受けやすくなったことなども後押ししているでしょう。

もっとも、時代を経て制度や意識が変わったとしても、変わらないのは「年齢が若いほど妊娠はしやすい」ということです。一般的な妊娠ももちろんですが、不妊治療でも若ければ若いほど、成功する確率は高いとされています。

Fさんが、私のクリニックに来たのは昨年の11月。

彼女が43歳と4ヶ月のときでした。

滋賀県に住むFさんは、3年ほど地元の不妊治療のクリニックで不妊症治療をしていました。余談ですが、不妊治療は忍耐と根気がいる大変な治療です。うまくいかないとメンタルも強いダメージを受け、自分を責める人も多く出てきます。それでもFさんは、子供が欲しい一心で治療を続けていました。

そんな彼女がわざわざ上京、ハタイクリニックを訪ねたのは、私が頼まれて一度だけ講演した妊活セミナーを受講してくれたからでした。

妊活の専門家ではありませんが、医療に関して、幅広く研究している私のところには、たまにそうした不思議な依頼があります。しかし、不妊症の苦労と、多くの方が悩んでいることを知っていたこと。また損傷した細胞を修復して、若返り作用が期待できる幹細胞培養上清液を使えば、不妊症の改善に役立つ可能性が高いと確信していたので、承諾しました。

そんな、私の講演を聞いたのちFさんは、すぐにクリニックを予約してくれたというわけです。

クリニックで私は最初の幹細胞培養上清液をFさんに1回注射しました。その後、週1で投与してほしかったのですが、滋賀から毎週東京にくるのは大変です。そこで、注射器と数回分の幹細胞培養上清液をFさんに渡して、「自己注射」で投与することを勧めました。

吉報は、1ヶ月後に届きました。

「不妊症治療を始めてから初めて採卵できました」とFさんから報告があったのです。

幹細胞培養上清液は、投与した人を細胞レベルで「若返らせる」作用があります。

ざっくりいえば「若返る」。

若ければ若いほど、妊娠しやすくなるのは当然です。

Fさんは、その仕組みがわかっていたので、幹細胞培養上清液に早くから興味を示し、チャレンジしたのです。

1つ強調したいことがあります。

実はFさんは、私のクリニックに来る前に、幹細胞培養上清液のことを知り、京都のクリニックで何度か投与経験がありました。

しかし私の講演を聞いて、そのクリニックではなく、あえて東京の目黒のハタイクリニックに来てくれたのです。

なぜか？

同じ幹細胞培養上清液でも、質に違いがあるからです。

私が使っているのは、ロシア製、あるいはベラルーシ製の幹細胞培養上清液で、輸入した後、富山医科薬科大学（現・富山大学大学院医学薬学研究部）でパウダー状に処理したものを使っています。

国産の幹細胞培養上清液、あるいはその他の国のものとは比べものにならないほど、質が高く、効果も高いのです。

理由も含めて、くわしくは次章でお伝えしましょう。

●私自身が、毎年若返り始めている

先ず隗《かい》より始めよ。

中国の故事成語にそんな言葉があります。

ことをはじめるなら、自分からやりださなければ誰もついてこないという意味です。

私はまさにそれを実践してきました。

ハーブ医学、ホメオパシー、マクロビオティック、超高濃度ビタミンC点滴、断糖……。これらはすべて代替医療の領域ですが、精神科の勤務医をしながら、興味を抱いて私が徹底的に研究し、自らの身体を対象に試してきたものです。そして、自分自身で「これは効く」と実感したものだけを、患者さんに紹介するのが私のポリシーです。

逆にいうと、〝学会でいいと言われたから〟、〝ガイドラインに出ているから〟、それだけでは治療法を判断しません。

代替医療の世界は、「高い」「怪しい」「トンデモだ」と言われることが多いのですが、私は代替医療でも通常医療でも、「本当に効くもの」だけを自分にも、患者さんにも使っていきたい、それだけです。


だから、当然、幹細胞培養上清液も自ら試し、今も週1回、自ら注射しています。

何が変わったか?

まずは「疲れなくなりました」。

理由は、毎晩、よく眠れるようになったことがまずあると思います。幹細胞培養上清液によって細胞の損傷が治癒され、活性化されます。すると全身の代謝がよくなり、体内のエネルギーを効果的に消費するようになる。すると、ベッドに入ると、すっと質の高い睡眠がとれるようになり、寝付き寝覚めもよくなるのです。

実は私は、それまでは1日4時間ほどしか眠れなかったのですが、幹細胞培養上清液を打つようになってから、毎日6~7時間はぐっすりと眠るようになりました。

眠るのにも体力がいるため、加齢とともに睡眠時間は短くなりがちですが、高校生のようにすぐさま眠れるようになったことを実感しています。

質の高い睡眠がとれれば、心身も健康になります。肌の調子も、胃腸の調子もうんとよくなります。もちろん、幹細胞の作用で、肌の新陳代謝もよくなるため、シミや吹き出物はなくなり、見た目も若々しくなります。

もちろん、頭髪も若返る。私は薄毛ではありませんが、白髪が目立つタイプでした。しかし、幹細胞培養上清液を打ってから、徐々に髪は黒々し、ツヤも太さもぐっと上がったことを感じます。わかりやすいのは、いつも通っている美容師から「髪質変わったし、髪の伸びる早さも変わってません？」と驚かれたことです。

筋肉もつきやすくなります。実は週1回ではなく、週2回幹細胞培養上清液を打っていた時期があるのですが、腹筋が異常に発達して、お腹が痩せました。体重も2週間で2キロほど減っていました。ようするに代謝がよくなるので、自然と体つきが変わるのです。

体力面でいうと、わかりやすいのが、お酒も無尽蔵に飲めるようになります。先日、友人の新築祝いがあって、ベランダでバーベキューをしたのですが、私1人だけでワインを3本開けていました。私以外の男性陣はみな、泥酔して眠っていましたが、私だけは最後まで普通に飲食を楽しんでいた。出かける前に、1本打っていたからです。

実は私はもともと大酒のみで、大学の頃は、毎日ウイスキーを1本開けていました。さすがに、医師になってからそこまで飲むことはなかったのですが、幹細胞培養上清液のおかげで大学生時代に戻ったくらいの体力に戻り、飲めるようになったということです。

あまり、良い例ではありませんでしたね。

いずれにしても私はいま62歳ですが、そうした若気のいたりのようなものが噴出するほどに、幹細胞培養上清液は、私を若返らせ、活性化させ、人生を変えてくれています。

同じ思いを多くの方に味わってほしい。

もちろん、あらゆる疾患、心身の悩みを抱いている方たちに希望を抱いてほしい。

私がいま、強く幹細胞培養上清液を勧めるのは、そんな実感を自ら強く感じているからなのです。


では、なぜ幹細胞培養上清液が、そこまで私たちを変えてくれるのか。

どのようなメカニズムなのか。

次章でくわしく、わかりやすくひもといていきましょう。

第2章

なぜ若返り、万病が治るのか？

●幹細胞が「万能」である理由

薄くなった髪がまた生えてくる。
がんも消えてなくなる。
関節リウマチも治し、不妊症に効果を発揮し、若返りまで果たせる——。

前章を読んだ方なら、幹細胞培養上清液が「万能薬」と称される理由がよく理解できたのではないでしょうか。

もっとも、なぜ幹細胞培養上清液にそこまでの効き目があるのか、どうしてそんなにも幅広な疾患に力を発揮するのか、納得行かない方も多いと思います。

本章では、幹細胞培養上清液とは何なのか、丁寧に解説していきましょう。

まずは「幹細胞」の驚くべき力から理解していただきます。

幹細胞とは、読んで字の如《ごと》く、枝葉が出てくる前にあたる「幹」となる細胞のことです。

そもそも生物の身体はすべて細胞からできています。私たち人間でいうと、成人男性の細胞の数は60兆個とも100兆個とも言われています。

もっとも、その60兆を超える私たちの身体も、もとを辿れば、たった1つの細胞、「受精卵」から生まれています。

なぜ、1つの受精卵が、60兆個にまで増えるのでしょうか。

それは、私たちが生まれる前から、細胞分裂を繰り返してきたからです。

受精卵は母親の体内にいるときから絶え間なく分裂を繰り返しながら、内臓や筋肉や皮膚や神経、目、鼻、口、歯、髪の毛……といった、身体のすべてを形作る細胞へと変わっていきます。いわば、分裂しながら、何かしらの身体の部位を形作る細胞になるのです。

これを「分化」と呼びます。

そして、分化する前の細胞こそが「幹細胞」なのです。内臓や筋肉の細胞といった役割がまだ決まっていない、枝葉になる前の〝幹の細胞〟という意味です。

こうして、母胎で細胞分裂と分化を繰り返しながら、私たちは赤ん坊の姿にまで育ちます。たった1つの受精卵から始まった私たち人間の細胞数は、この幼児の状態で60億個にまで増えているそうです。そこからさらに、少年期、青年期に、どんどん細胞は分裂、分化を繰り返して成人男性になる頃には60兆個にまでなっている、というわけです。

こうして分裂と分化によって、肌や血管や内臓になった細胞は、永遠に生き続けるわけではありません。細胞には寿命があり、一定の期間が経過すると役割を終えて死滅します。

これを「アポトーシス」と言います。アポトーシスとは「葉や花びらが散って落ちる」ことを意味するギリシア語由来の言葉です。

もっとも、アポトーシスによって、細胞は死滅しますが、その一方で新しい細胞も生まれます。幹細胞は、成長してからも身体の一部に残されて「未分化」のまま、存在しています。アポトーシスが起きると、その体内に待機している幹細胞が分裂、そして分化して身体の死滅した組織の細胞に新たに入れ替わって配置される、というわけです。

つまり幹細胞は、分化によって内臓にも皮膚にも、髪にも歯にもなり得る。「万能細胞」と言われるのは、このためです。

こうした一連の流れがあるから、病気やケガをしても、私たちは健康に生き続けていけるのです。

ちなみに、幹細胞の特徴として、分化して身体の何かしらの部位の細胞になったとき、同時に分裂して、幹細胞としてもうひとつ自分自身のコピーを残しておきます。つまり、身体の中の幹細胞の数は減らないままでキープされる、というわけです。

ただし加齢が進むと、事情が少し変わってきます。

●再生医療の材料になる「幹細胞」

加齢が進むと何が変わるのか。

徐々にアポトーシスによって細胞が死滅するのは変わりません。しかし、新しい細胞が生まれなくなってくるのです。

体内に残った幹細胞が、うまく分裂や分化をしてくれなくなってくるからです。

そうなれば、死滅する細胞が、再生する細胞を上回っていきます。だから60歳くらいになると、成人時に60兆個あった人の身体の細胞数は、10兆個ほど減ると言われています。

シニアになると、背が縮んで、体全体が小さくなっていくのは、そのためです。

肌の潤いがなくなり、内臓も弱くなり、筋力が落ちるのも、すべて幹細胞の分化、分裂機能がダウンしていくことも要因の1つ、というわけです。

しかし、体内の幹細胞がうまく機能しなくなったならば、外から持ってきたら、どうでしょう。

静まり返った体内の幹細胞に代わって、外部から補充された幹細胞が分化、分裂を開始。衰えた部位は蘇《よみがえ》り、あたかも若い頃のように、傷や病気による身体の損傷が治り、若返りを図れるようになるのではないでしょうか？

実はすでに実践されています。

「培養幹細胞治療法」です。

人の身体にすでにある幹細胞ですが、外部で培養することが可能です。

人体、具体的には骨髄液や脂肪の中から幹細胞を取り出して、それを研究室内の人体に近い環境で培養して、人工的に増やしていきます。

この培養幹細胞を体内に投与、あらゆる治療に活用していくというものです。

ちなみにこうした幹細胞を活用した再生医療と言えば、「ｉｐＳ細胞」が広く知られています。

ｉＰＳ細胞は、人工的に作った幹細胞。皮膚などの細胞を１つ取り出して、リプログラミング因子と呼ばれる４つの特定因子を入れると、すばらしく有能な幹細胞が完成するという仕組みです。これを世界で初めて作ったのが、京都大学の山中伸弥《しんや》教授。この発見により、２０１２年、ノーベル生理学・医学賞をケンブリッジ大学のジョン・ガードン教授とともに共同受賞しました。

ノーベル賞を受賞するほどですから、世界的にも真に価値の高い、すばらしい発見でした。ただ、ｉＰＳ細胞の現状の欠点は、作成技術が難しく、品質にバラつきがあること。安全性の高い技術がまだ確立されていないこと。がん化するリスクがあること、などがあります。まだ臨床数が少ないことも、こうした欠点を目立たせることになっていますが、いずれにしても、まだまだこれからの治療法と言えるでしょう。

もうひとつ「ＥＳ細胞」というのも、幹細胞の一種です。

むしろｉＰＳ細胞に先立って１９５０年代から研究がなされ、歴史があります。

ただし、問題はＥＳ細胞が、受精卵が数回分裂した後の「胚」から作られることです。ｉＰＳ細胞同様に、品質のバラつきがあることなども問題視されていますが、なによりすでに命の源となった受精卵を、いわば材料にすることは、倫理的に課題があります。

そこで、いま最も実用化が進んでいるのが、「体性幹細胞」を使った培養幹細胞治療法なのです。

体性幹細胞は、皮膚や脂肪などといった比較的、採取が容易な組織にある細胞を使って培養した培養幹細胞です。品質にバラつきが出ることもなく、ｉＰＳ細胞などに比べればコストもかかりません。ただし、大きなデメリットはｉＰＳ細胞やＥＳ細胞ほどには、細胞の分化が万能ではなく、ある程度、分化できる細胞が限られることです。

それでも、髪の毛や皮膚、靭帯《じんたい》や脳細胞など、多くの部位で分化が確認されているため、ほぼ万能薬とも言えるでしょう。

そのため、海外はもとより、日本国内でも多くのクリニックが、「培養幹細胞治療」と銘打って、多くの患者さんを診ています。

ただし、私はこの体性幹細胞による、幹細胞治療をお勧めしていません。

私なら受けたくないし、自分の患者さんにも受けさせたくないからです。

●「体性幹細胞」を推さないワケ

なぜ、私が「培養した体性幹細胞そのもの」を投与する、培養幹細胞治療法をお勧めしないのか。

理由は大きく2つあります。

まず1つは「コストパフォーマンスが低い」治療法であることです。

体性幹細胞を培養するとき、その〝素〟として使うのは皮膚や脂肪。具体的には美容整形手術によって除去された「脂肪」や、出産時に切る「臍帯《さいたい》（へその緒）」、あるいは子供の抜けた乳歯にある「歯髄《しずい》細胞」などです。

こうした、医療の領域で廃棄されるものを再利用して作られる。そのこと自体はすばらしいですし、再生医療が、再生から成り立っているのは美しいとも言えます。

ただし、日本では、そうして培養された体性幹細胞そのものを治療に使うとすると「再生医療等安全確保法」にしたがって、特別な認可を受ける必要があります。

それなりの設備を整える必要があるし、厳しい検査を通る必要がある。当然、そこにかかるコストは医療費に反映されます。幹細胞治療は、日本では保険適用ではないので、自由診療になります。各クリニックが、自由にその治療価格を決めやすい。

現実的には、日本では他人の幹細胞を移植することはできませんので、自分の脂肪幹細胞を培養して再び戻すことが行われています。

このような、培養体性幹細胞を投与するクリニックは、1回の投与の値段が「300万円」でした。実際に試した方に聞くと、「正直、それほど体感がない」「効果があったのかあまりよくわからない」という声がほとんどだったのです。

前の章でお伝えしたとおり、幹細胞培養上清液治療の効果の大きな特徴のひとつが「即効性」です。しかも、1回の投与額は、私のクリニックであれば5万2500円（ロシア製。2024年7月からハタイクリニックではロシア製に切り替わりました）です（もちろん、これでも十分、高価であると思いますが……）。

300万円も出して投与した、超高額の処方が「効き目を感じにくい」のは、いかにもコストパフォーマンスが悪すぎるのではないでしょうか。

そして勧めない2つ目の理由が、「がん化のリスクがある」ことです。

一般的には、培養した体性幹細胞は、ｉＰＳ細胞などと比べて、「がん化するリスクが極めて低い」と言われています。ｉＰＳ細胞ほど人工的なプロセスを踏まないため、細胞のＤＮＡを傷つけないと考えられているからです。

しかし、私はその定説を怪しんでいます。

理由は、分化する前の幹細胞の段階で、がんの因子を含んでいることが多々あるからです。がんももちろん細胞からできています。肺がんであれば、肺の一部の細胞ががん化したということ。肝がんならば、肝臓の一部の細胞ががん化したということです。

たとえば、何かしらの治療によって、そうしたがんが消えることはあります。それは、前章で書いたように、幹細胞培養上清液を使うことで消えることもある。

しかし、そこでもお伝えしたように、がんは「治る」とは言いにくい疾患です。消えはするけれど、治らないのです。

というのは、がん化した細胞を持つということは、そのがん患者の身体の中に残った幹細胞にもがんの因子が含まれている可能性が高いからです。

だから、たとえば、罹患《りかん》した肝がんが消えたとしても、その方の身体に残る「がんの因子を持った」幹細胞は残っているのです。

CTC検査（循環がん細胞検査）というがん細胞を検出する検査法があります。25cc採血した後、これを調べると、がんのリスクがわかったり、どんながん治療が効果的か、すべてわかるという画期的な検査法です。実はこのCTC検査では、「がんの幹細胞がどれくらいあるか」まで検査できます。がんに罹患した患者さんの血液をCTC検査で調べると、たとえがんが消えた方であっても、100%、がんの幹細胞があるのです。

がんの幹細胞が分化したら、それはまた新しいがんをその部位に作る可能性が高いということです。

海外では他人の幹細胞を培養して移植することが可能ですが、この場合、体性幹細胞を培養するときは、誰かの皮膚や脂肪を使います。しかし、その〝誰か（＝ドナー）〟がかつてがん患者だったこと、つまりがんの幹細胞を持っているかどうかまで検査できているのでしょうか？

実際にがんに罹患したドナーならば、最初から除外するでしょうが、気づかずそのままだとしたら？　ただがんの幹細胞を持っているだけのドナーだったら？

日本人でいえば、2人に1人が罹患するのががんです。

リスクは極めて高いと言わざるを得ません。

そう考えると、少なくとも私は現状の培養体性幹細胞治療は、受けたくありません。

また、自分の患者さんにも受けさせたくないのです。

何でも自分で試したがる私が、避けるのですから、相当なリスクがあると考えてもらって結構です。

かつて、私のクリニックでは「がんの免疫療法」を短期間ですが、実施していたことがありました。人間がそもそも持っている免疫の力を利用するため、免疫細胞を取り出して培養。増やした免疫細胞を身体に戻して、自己免疫の力で、がんを消すというしくみでした。1960年代から進化しながら続いてきた療法で、エビデンスもある程度揃っていたので、実践していたのです。

実際に効果はありました。

ただ、持続性がなかったのです。

最初に体内の免疫の力が増えても、1週間もするとまた免疫の力が戻る。しかし、1クール5回の投与が必要で、1クールで250万〜300万円もの費用がかかりました。

そこまでのコストをかけて、効果があっても極めて薄い治療法を自分や、自分の患者さんに本気で勧められるか？　自問自答した結果、すぐに免疫療法の扱いをやめたのです。

同じ匂いが、培養体性幹細胞治療にはします。

コストパフォーマンスを考えると、やはりどうかと思うのです。

そして、だからこそ、私は「幹細胞治療」ではなく、「幹細胞〝培養上清液〟」による治療を実践し、患者さんにも勧めています。

幹細胞そのものではなく、〝培養上清液〟なのです。

●幹細胞より強い「上澄み液」

ようやく「幹細胞培養上清液」とは何か、に触れていきましょう。

本章で述べてきた体性幹細胞を培養するための「培養液の上澄み液（＝上清液）」が、

幹細胞培養上清液です。

体性幹細胞を培養するためには、ドナーからとってきた細胞を培養する必要があります。培養のために研究室の「培養液」につけておきます。そもそもの培養液はミネラルなどを含んだ珍しくもない液体です。しかし、ここに幹細胞を培養すると、上澄み液（上清液）が現れてきます。かつては、単なる「医療廃棄物」として捨てられてきました。あくまで幹細胞を培養するためのツールに過ぎなかったからです。

しかし、2010年代に入ると、「幹細胞のようなパワフルな力を持つ細胞が浸かっていた液体の上澄みならば、同様に何かしらの成分が含まれているのではないか」とこれを調べる研究者が多々現れました。

予想は的中。

上澄み液を調べると、「エクソソーム」という幹細胞に含まれている成分と、「サイトカイン」という同じく幹細胞の成分が、大量に含まれていることがわかったのです。

エクソソームとは、直径30~150ナノメートルの物質です。幹細胞の中にある物質でも、このエクソソームが血管や皮膚の細胞を再生する力がとりわけ高いとされています。しかもがん細胞のDNAを破壊する力を持つのも、このエクソソームです。

エクソソームががんに対して力を発揮するメカニズムはこうです。

エクソソームが体内に入ると、ナチュラルキラー細胞がパーフォリンとグランザイムという2つを増産するのを促《うなが》します。

パーフォリンは、がん細胞に対して穴を開ける力を持っています。そして、鉄パイプのようなものを通す、と思ってください。

この鉄パイプが通ったがん細胞に向けてグランザイムが注入されます。

グランザイムは、がんのDNAを破壊する分解酵素です。

しっかりとがん細胞に穴を開けたうえで、直接分解酵素でがん細胞を攻撃する。パーフォリンとグランザイムは2つあってはじめてがんに効果的な抗体となるわけですが、幹細胞培養上清液にはその2つを活性化するエクソソームが大量に含まれているのです。

もうひとつの「サイトカイン」もタンパク質の一種。こちらは細胞の増殖や分化を促す役割を担い、また炎症などを抑える力も持っています。

サイトカインストーム（サイトカインの嵐）という言葉を聞いたことがある人は多いはずです。

新型インフルエンザや新型コロナウイルスが蔓延したときに話題になりましたが、人間の身体に危険なウイルスなどが入ると、それを排出しようと免疫細胞が働きます。なかでもサイトカインの力は強力で、炎症を起こして、そのウイルスなり菌なりを攻撃して、力強く身体を守ろうとするのです。

ところが、必要以上にサイトカインが出続けると、ウイルスを攻撃するための炎症が、自らの身体を攻撃することがあり得る。まさに嵐のように、サイトカインが暴れまわり、自らの身体を傷つけ始める。それがサイトカインストームというわけです。

裏を返すと、それくらいパワフルな免疫の力を支えるのがサイトカイン。それが幹細胞を培養する際の培養液である、幹細胞培養上清液にはたっぷりと含まれていたのです。

その他、細胞の成長を促して増殖させる成長ホルモンや成長因子、抗ウイルス作用を持つインターフェロンなど、幹細胞培養上清液には多くの成分が入っています。しかし、やはりエクソソームとサイトカインを大量に含むことこそが、万能薬としての価値をつくり出しているのです。

もちろん、培養した体性幹細胞にもエクソソームとサイトカインは入っていますが、幹細胞培養上清液、最大のメリットは「幹細胞そのものを含んでいないこと」なのです。

●上清液に「幹細胞が入っていない」メリット

先に述べたように、培養幹細胞のリスクのひとつは、もしかするとドナーが持っている「がん化する可能性の高い幹細胞が素になっているかもしれない」ことでした。

しかし、幹細胞培養上清液はあくまで、培養に浸かった液体でしかなく、幹細胞は皆無《かいむ》です。幹細胞そのものがないのに、幹細胞が持っている万能薬に近い成分（エクソソームとサイトカインなど）だけを大量に濃縮したように備えていること。

つまり、万能薬としての効能が期待できるうえ、安全・安心であることこそが、幹細胞培養上清液を私が推す理由というわけです。

もっとも、中にはこう思う方もいるかもしれません。

「実際に分裂と分化をするのは幹細胞なんだから、いくらエクソソームやサイトカインを体内に入れても意味がないのではないか？」と。

言ったはずです。

私たちの身体の中には、幹細胞がすでにあるのです。

年齢を重ねることで分裂や分化をしないままくすぶっていますが、この「眠れる幹細胞」がある。そして、大量のエクソソームとサイトカイン、つまり幹細胞培養上清液を体内に投与すると、この眠れる幹細胞が目を覚まして、分裂、分化を始めます。

つまり、薄毛を治し、がんを消し、脳出血の麻痺を戻して、不妊治療の後押しをしてくれるというわけです。

もう動かないと思っていた幹細胞が、外部から栄養たっぷりの培養上清液を得たことで、水を得た魚のように動き始めるというわけです。

これはもう動かないと思っていたボロボロのクルマに、オイルとガソリンを入れたら突然、すばらしい走りを見せてくれるようなもの。

何もないと考えていた地面に水と肥料を与えたら、埋まっていた植物の種が息を吹き返して地表で葉をつけ、花を咲かせ、実をつけるようなものです。

もちろん、知らない誰かの細胞を培養した培養幹細胞と違い、自らの体内にある幹細胞ですから、誰かのがん化のリスクがある幹細胞も含まれていません。

効果が高いのと、持続性があるのも、あなたの身体に合った、あなたの幹細胞が活性化して、万病に対してくれるからだと考えられます。

加えて、忘れてはいけないのがコスト面です。

私のクリニックでは、この幹細胞培養上清液２㎖を１回５万２５００円で投与できます。３００万円とぜひ、比べてみてください。

ただし、です。

幹細胞培養上清液の中でも、良し悪しがあることは覚えておきましょう。

●なぜ、ベラルーシとロシア製を勧めるのか

幹細胞培養上清液は、幹細胞を培養する際に使う培養液に溜まった上澄み液です。もっとも、これをただすくいとって使っているわけではありません。上澄み液を取り出したうえ、遠心分離機などを使って余計な細菌を除去。さらにいくつかの工程を経たうえで、治療に有益で安全な「幹細胞培養上清液」を作っています。

幹細胞の培養は、私が確認しただけでも日本国内でも30を超える研究室や病院で実施しています。ですので、30以上は国内で幹細胞培養上清液を仕入れられる状況です。さらに海外に目を向ければ、欧米各地、あるいは韓国やタイといったアジア各国でも幹細胞培養上清液は手に入り、「安さ」をウリにしているところも多く見受けられます。

しかし、私のクリニックでは、現状ベラルーシ製とロシア製しか使いません。理由は、圧倒的に質が高いからです。

国産のスタンダードな幹細胞培養上清液は、先に挙げた最も重要な有効成分であるエクソソームの含有量が2㎖あたり、だいたい300億個程度と言われています。ものすごい数ですよね？

しかし、私が使っている幹細胞培養上清液、ロシア製は2㎖で2兆6000億個にもなります。ベラルーシ製のものは、同じ2㎖で2720億個のエクソソームを含有しています。

文字通り桁違いなのです。

なぜ、ここまで差があるのか？

実は幹細胞培養技術の歴史が最も古く、多くの知見とノウハウを蓄積しているのがロシア、ベラルーシ、ようするに旧ソ連圏だからです。

幹細胞培養のような再生医療の技術は、旧ソ連圏で長く研究されてきました。

なんと1900年代初頭、まだロシア帝国時代から、「幹細胞」という言葉を使って、研究がスタートされたという事実もあります。

いずれにしても、ソ連の研究者たちは国を挙げて、この万能薬と言える幹細胞培養の技術を蓄積させてきました。その結果、どの国よりも質の高い幹細胞培養の技術を積み上げて来れたのです。

それが、圧倒的な濃度の幹細胞培養液の生成にも活かされているというわけです。

中には「ベラルーシ製などというと、安全性は大丈夫か？」と不安視される方もいますが、大間違いです。歴史あるベラルーシやロシアのほうが日本をはじめその他の国より、レベルの高い生成、管理を徹底しているのです。

実際、肝細胞培養液に関して、いくつか事故が起きていますが、いずれも日本で作られた幹細胞培養液ばかりです。

「安く質の低い培養液で作ったため、サイトカインの一部で異常なものができ、患者さんにアナフィラキシーショックを与えた」「冷凍保存せずに常温で保存していたため、腐敗したものを使用してしまった」といったずさんな理由ばかりです。

私が使っているベラルーシ製・ロシア製の幹細胞培養上清液は、現地でドナーのチェック、さらにウイルスチェックをして、そのうえで念のために厳しい濾過《ろか》設備を通して輸入。それを富山医科薬科大学（現・富山大学大学院医学薬学研究部）の研究所でさらにチェックした後に、フリーズドライしたものを使っています。

製造国でしっかり検査されているうえ、富山医科薬科大の専門家たちの二重チェックと処理も入る。そこでフリーズドライにすることで常温保存できるほど保存性もうんと高まったものを使っています。

まとめると「幹細胞」は万能細胞と言っていいほど、身体のあらゆる部位の損傷を治癒してくれる力があります。

その力を活用した治療法として「培養体性幹細胞治療」というものがすでにあります。

しかし、培養した幹細胞は、法律上どうしても高額になり、リスクも高いと考えられます。

一方で、幹細胞を培養する際に生じる培養液の上澄み液＝「幹細胞培養上清液」には、エクソソームとサイトカインという、幹細胞が万能薬とも言われる理由となる効力をもった成分が多く含まれていることがわかりました。幹細胞と比べて費用や運用のハードルも低く、リスクも低い。

この幹細胞培養上清液を人に投与すると、人のなかで眠っている幹細胞が活性化され、損傷した細胞の場所で、分裂・分化してくれる。

ようするに、

薄くなった髪がまた生えてくる。

がんも消えてなくなる。

関節リウマチも治し、不妊症に効果を見せて、若返りまで果たせる――というわけです。

ところで、いま「若返りまで果たせる」と書きましたが、ここであらためて〝若返る〃意味について考えたいと思います。

なぜ、私たちは若返りを望むのでしょうか？

若返る必要があるのでしょうか？

●「加齢」と「老化」はまったく異なる

多くの人はできれば若返りたい、年をとりたくないと考えているのではないでしょうか。

平たく言えば「老化」を避けたいということだと思います。

では、老化とは何でしょうか。

医学的に捉えると、老化は「身体を構成する細胞の入れ替わりの速度が遅くなった状態」となります。

幹細胞の説明でも触れましたが、私たちの身体はすべて細胞でできています。この細胞は日々、新しい細胞に入れ替わります。

よく「10年前のあなたと、今のあなたは別人である」などと言われるように、細胞はどんどん入れ替わっているのです。

しかし、年齢を重ねると、この入れ替わりがずれてきます。古い細胞が死滅する一方で、新たに分裂し、分化する細胞が減ってきます。そうして、新たに生まれる細胞より、死滅する細胞の数が増えてくると身体機能が落ちてくるのです。

具体的には、全身の筋力が徐々に落ちるとともに、新たに筋肉をつけるのが大変になります。当然、体型は変わってきて、ムダな脂肪のほうが目立っていきます。

筋力が落ちるということは、視力が落ちることとイコールです。

私たちの目は、水晶体と呼ばれる部位が厚みを変えることでピントを合わせています。

これを調整するのは、毛様体筋という筋肉だからです。40歳を過ぎたあたりから、モノがぼやけて、近くのものが見えにくくなるのは、水晶体のピントをあわせる筋力がぐっと落ち始めるからです。

内臓の細胞も同様です。年をとると、油っぽい物が食べられなくなったり、胃がもたれるようになるのは、細胞が劣化しているためです。女性だけじゃなく、男性もふくめてシニアになると便秘が増えるのも、同様です。腸の細胞も弱まり、加えて腸内細菌も弱まるので、処理能力が下がるのです。

身体の内側がそうなのだから、見た目は当然、変わっています。つややかだった肌はくすみ、シワやシミが増えてきます。太くしなやかだった髪の毛も、細く元気がなくなります。色艶もなくなり、白髪が多くなり、毛量も以前より薄くなる人がほとんどです。

これらはすべて、細胞の入れ替わりの遅延によって生じた減少というわけです。

もっとも、こうした細胞の入れ替わりの遅延＝老化は、遅らせることができます。

「加齢」と「老化」は違うからです。

加齢とは単に歳を重ねることです。それには抗《あらが》えません。

1日24時間、1年365日、刻一刻と私たちは年を重ねていきます。大金持ちでもホームレスでも、ふつうのおじさんでも絶世の美女でも、誰しも等しく毎年1歳ずつ年齢が上がっていくのです。

しかし、老化はまた別の話です。

同じ年齢の人でも、シミやシワもなく、髪の毛がふさふさな人がいる一方で、シミとシワだらけで、髪の毛もほとんど抜けてしまっている人がいます。

身体中の調子が悪く、常にどこかが痛く、病院に通い詰めの人の同級生が、すべて同じように体調が悪いとは限りませんよね。

これら老化、つまり「細胞の入れ替わりの遅延」は、処方次第で抑えられるのです。

アーユルヴェーダでは、「老化は病気だ」と考えられています。

この表現は、私たちの体が、細胞の入れ替わりが進んで身体機能を落とすことを指摘しているのと同時に、逆に、いや、だからこそ「治療によって抑えられる」ことを示しているからです。

だからこそ、人によって、老化の進度も違うのです。

また、老化が病気と考えると、先に問いかけていた質問にも合点がいくように思えます。

私たちが若返りを望むのは、病気を避けたいから。

単に見た目などを気にしているのではなく、できるだけ健康な生活を送りたいと願う、当たり前のモチベーションがあるからではないでしょうか。

●老化の原因となるいくつかの仮説

では、老化が「細胞の入れ替わりの遅延」だとして、その根本的な原因は何なのでしょうか?

先に幹細胞の分裂・分化機能が衰えるため(幹細胞説)、という話はしましたが、実はコレ以外にも絡みあって、細胞の入れ替わりを遅延させる＝老化させる原因があるのです。

まずは「活性酸素説」です。

活性酸素とは、単なる空気中にある酸素ではなく、呼吸によって体内に取り入れられた酸素が活性化して生まれる非常にパワフルな酸素のことを言います。

たいてい体内に入った約２％の酸素が活性酸素になると言われています。

もともと菌などを殺す力を持ち、細菌やウイルスが体内に入ったときに、それを攻撃して排出させるのが活性酸素の役割です。

しかし、活性酸素が体内に増えすぎると、強くなりすぎたその力を抑えられずに、正常な細胞まで攻撃してしまうのです。


ちなみに活性酸素の攻撃は、「酸化させること」です。

過剰な酸化を抑えるために、本来は人間の身体の中には抗酸化酵素などのセキュリティシステムが備わっているのですが、これも加齢によって力が弱まってきます。そのため、活性酸素が悪さしやすくなる。細菌を多く死滅させて、細胞の入れ替わりを遅延させ＝老化させる、というわけです。

よく活性酸素は肌のシミやシワの原因になるとか、がんや動脈硬化を招く原因になると言われていますが、ようはすべて細胞を攻撃してしまうために生じるのです。

2つめは「慢性炎症説」です。

慢性炎症とは、読んで字の如く、慢性的に体内に炎症が続く状態のこと。痛みなどを自覚しないまま炎症が続くため、気がつけば細胞が痛めつけられていく強さがあります。先にあげた活性酸素も、この慢性炎症の原因の1つ。その他、ストレスも慢性炎症の原因になるし、糖質のとりすぎも慢性炎症を呼び起こすと言われています。

3つめは「ホルモン低下説」です。

加齢によって体内のホルモンは変動していきます。

わかりやすいのは女性が閉経すると血中のエストロゲン濃度が低下して、女性ホルモンが減っていく。また男性も加齢とともに精巣から分泌されるテストステロンが低下していきます。こうしてホルモンが低下していくと、性欲低下やうつ症状などいわゆる更年期障害なども顕著になってきます。意欲がなくなるのです。筋力が落ちて身体機能も下がるうえ、骨なども弱くなっていくため、転倒してケガをするリスクも高まります。

このように加齢＝細胞の入れ替わりの遅延を呼び起こすのは、いくつかの原因があります。また、その原因は絡みあっている。たとえば、体内の活性酸素が増えれば、慢性炎症が起こりやすくなり、幹細胞にも影響を及ぼします。ホルモンが低下すれば、それもまたストレスを感じやすくなり、それが慢性炎症につながる……といった具合です。

ただし、老化の原因としてたまにあげられる「遺伝子決定説」は眉唾《まゆつば》もの、嘘だと思っていただいたほうがいいでしょう。

老化が生まれた時から遺伝子のプログラムとして設定されている、という説です。しかし、同じ遺伝子を持つ双子でも、老化の仕方は違うことがわかっています。むしろ環境要因によって、変わることがエビデンスとしてあります。

2007年、ハリウッド女優のアンジェリーナ・ジョリーが「乳がん予防のため、両乳房の切除と再建手術を受けた」というニュースが世界中を駆け巡りました。

遺伝物質、具体的には遺伝子内のＤＮＡを検査した結果、乳がんの発症率が異常に高かったため、先回りして手術に踏み切ったというのが彼女の判断でした。

しかし、私はあれは大間違いだったと思います。

ＤＮＡ（デオキシリボ核酸）だけでがんになる要素は全体の５％程度と言われているからです。残りの90％以上は同じく遺伝子内にあるＲＮＡ（リボ核酸）のほうが影響するからです。

ちなみにＲＮＡは、生活習慣によって情報が書き換えられます。

つまり、生活を改めれば、がんの可能性は極めて低くすることができるのです。

ひるがえってみると、正しい老化の知識を知れば、私たちは可能な限り、老化を遅らせることができます。

幹細胞の活性化。

活性酸素や慢性炎症を避けること。

そしてホルモン低下を補うこと。

これらを複合的に取り入れれば、細胞の入れ替わりの遅延を避けることができるのです。

第3章

無防備な老化を避けるための9つの方法

●「無防備な老化」をしないために

加齢によって、細胞の入れ替わりが遅延することを「老化」ということ。

その原因に「幹細胞の不活性化」「活性酸素」「慢性炎症」、そして「ホルモンの低下」などがあること。

外見が劣化するだけではなく、がんなどの多くの疾患を引き起こすことから、老化はいわば「病気である」こと——。


これまで多くの方々は、そうした事実を理解せず「もう年だから仕方がない」と諦め、時の流れにただ身を任せ、甘んじて「老化」を受け入れてきたのではないでしょうか。

しかし老化が病気なのであれば、正しい「治療法」も、またあるのです。


本章では、幹細胞培養上清液をはじめとした「老化を遅らせる」９つの方法を紹介します。

もちろん、私がすべて実践し、クリニックを訪ねてくれる患者さんにも自信を持って勧めている方法ばかりです。

無抵抗に無防備に老化するのを避けたいなら、ぜひこの章を読むだけではなく、実践してください。

●その1・週1〜月1回、幹細胞培養上清液を投与

無防備な老化を避けたいなら、いま最もお勧めしたいのが、やはり「幹細胞培養上清液の投与」です。

何度も繰り返して説いてきましたが、あらゆる身体の部位の基本要素となる細胞、その原型とも言えるのが「幹細胞」です。

本来ならば皮膚や内臓、血管などあらゆる部位が損傷したときに、幹細胞が「分裂」、

損傷した細胞の代わりに「分化」して、損傷した部位の細胞となって補う。

つまり、自然治癒を促します。

ところが、身体の中にある幹細胞は、加齢とともに少しずつ不活性化します。

幹細胞が分裂も分化もせず、ただいるだけになる。

自然治癒力が落ちるのです。

そして肌も胃腸も劣化したままとなり、頭髪は薄くなり、白髪も増え、シミやシワも増える。その先には年寄り然とした風貌と、潰瘍《かいよう》やがんの罹患が見えてきます。

こうした老化に歯止めをかけるための現状の最善策が、幹細胞培養上清液の投与です。

私が推奨している量・タイミングは、週に1回、難しければ月1回ほど、2㎖ほどを点滴か、皮下注射で投与します。

幹細胞培養上清液は、体性幹細胞という再生医療のために人工的に幹細胞を培養するときに使う、培養液の上澄み液です。幹細胞を活性化させる力を持つエクソソームやサ

クレーター状になったニキビ跡がほぼ完治

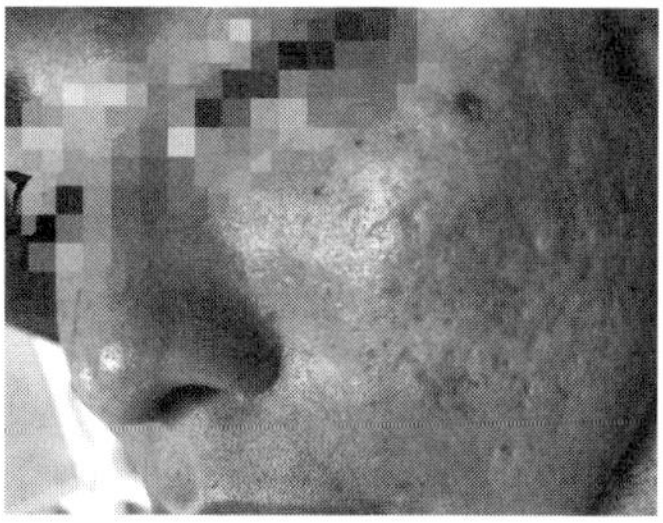

投与前
ニキビができたあとクレーター
様皮膚変化が起きた

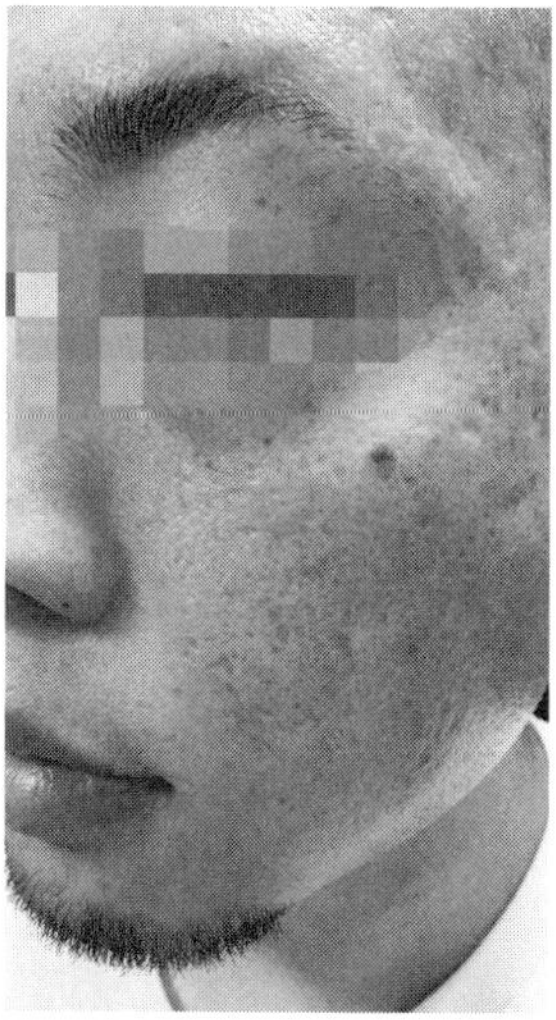

投与後
幹細胞培養上清液を皮下注射後、
２週間で見事改善

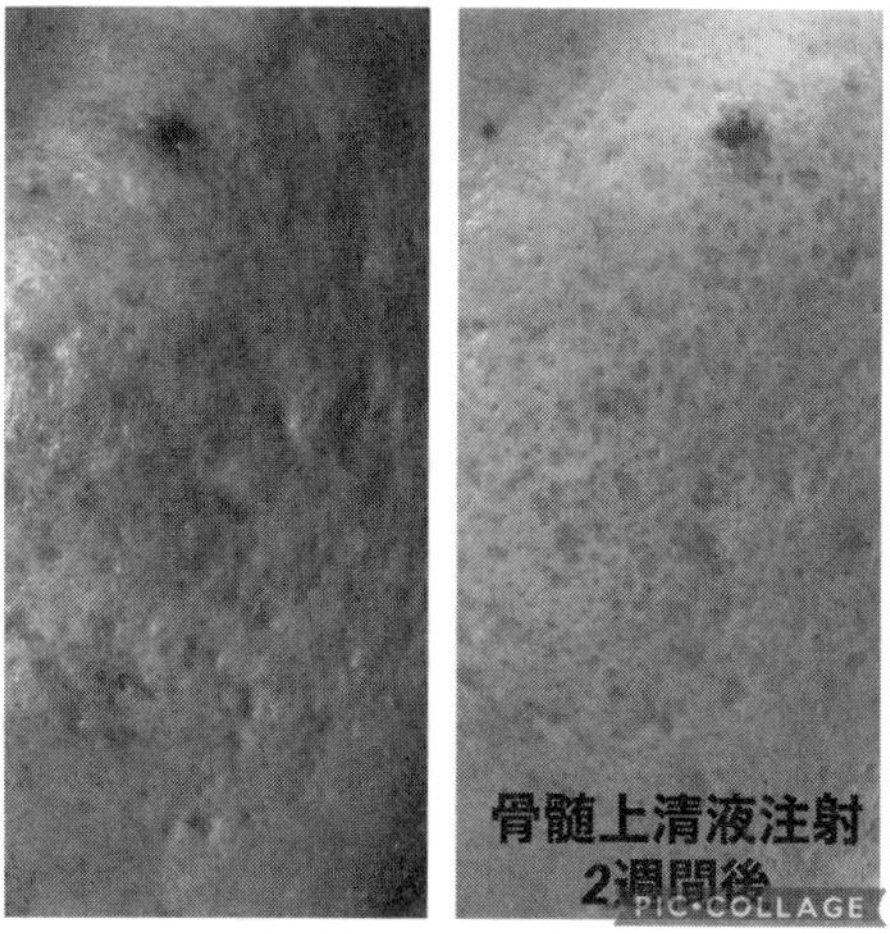

驚くべき効果！

イトカインといった成分が大量に含まれています。

これが身体に入ると、幹細胞が再起動したかのように活性化。眠っていた幹細胞が起き始めて、あなたの弱った肌や胃腸を活性化させる。

リバースエイジングが図《はか》られる、というわけです。

1章と2章では、がんや脳出血、不妊症など内側の効果を訴えてきました。加えて幹細胞培養上清液は、もちろん美容に近い美肌を手に入れる意味でも、極めて効果が高いものです。

ここではそちらの例も紹介しましょう。

前ページの写真は男性で、ニキビができたあとクレーター様皮膚変化が起き、そのまま肌が陥没した状態になっていました。そこに幹細胞培養上清液を皮下注射したところ2週間後に見事に改善したのです。

化粧品かぶれによる顔面湿疹も幹細胞培養上清液で完治！

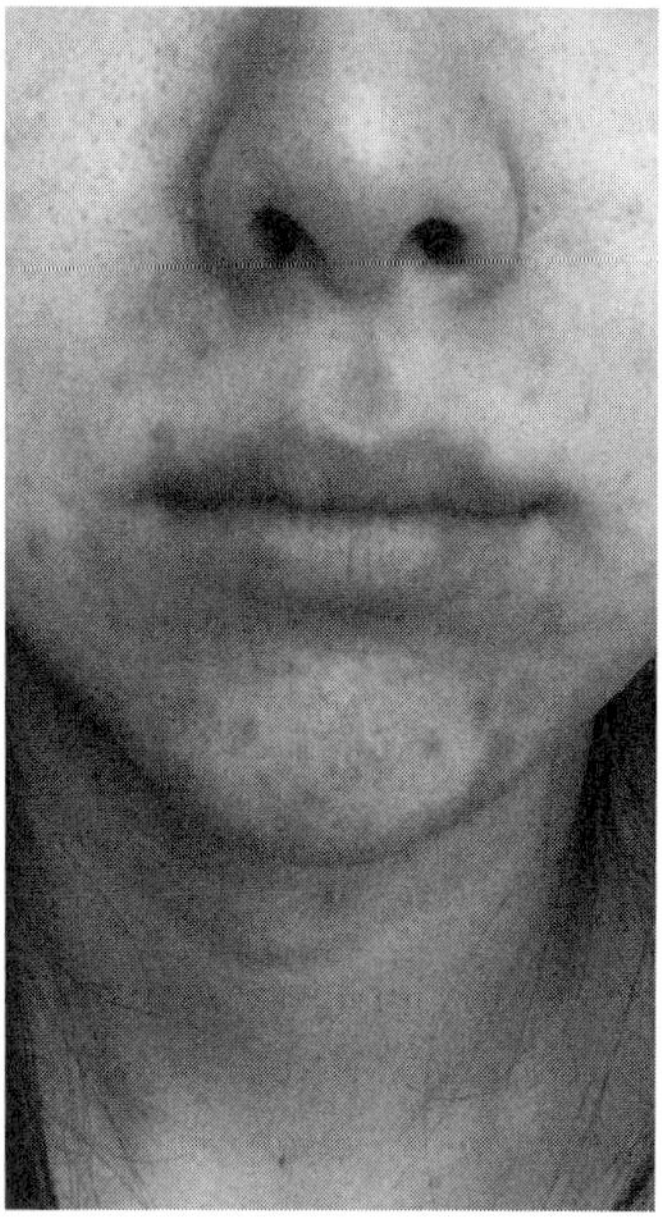

投与前
化粧品かぶれで顔面に強い湿疹

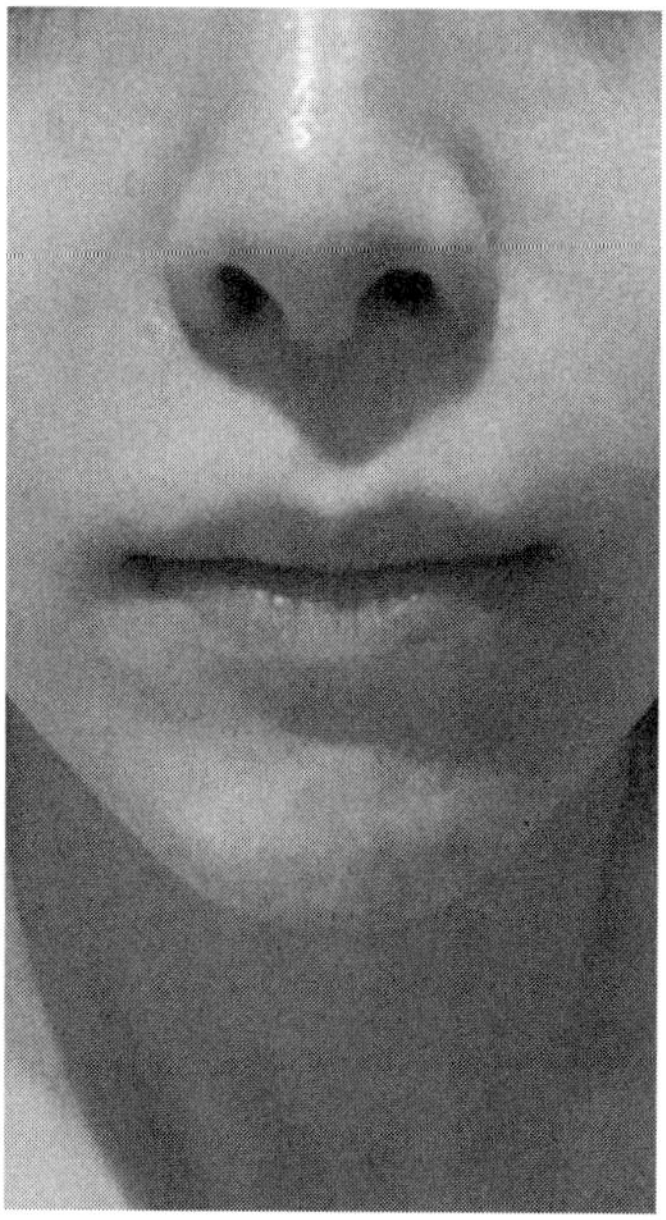

投与後
ここまできれいに完治

一方、前ページの女性は化粧品かぶれによって顔面に湿疹ができ、苦労していました（左側）。肌が敏感なため、強い軟膏などを塗ることができないタイプだったからです。

そこで、幹細胞培養上清液を皮下注射した結果が右側の写真です。驚くほどの治療効果でした。

ただし、こうした効果を実感したいなら、信用できる医療機関で投与するようにしてください。

幹細胞培養上清液には、その質に差があるからです。

すでにお話ししたように、私のクリニックではロシアかベラルーシ産の質の高い幹細胞培養上清液を輸入、富山医科薬科大学（現・富山大学大学院医学薬学研究部）で検査、処理したドライフリーズ製のものを使っています。

だから効果の源のひとつ、エクソソームの含有量がロシア製で2㎖あたり2兆600

0億個と圧倒的に多いのです。他のクリニックで使っている国産やアジア産のものは、同じ2mℓあたりのエクソソーム数は300億個程度でしかありません。

しかもハタイクリニックでは、質の高い幹細胞培養上清液1回・2mℓを5万2500円で投与しています。遠方の方には最初に診察した後、自己注射での投与も指導しています。

また私は、幹細胞培養上清液を「NMNとの併用」で勧めることも多いです。

そう、このNMNこそが老化を遅らせるのに有効な、2つ目の方法なのです。

●その2・NMNを摂取する

NMNとはニコチンアミドモノヌクレオチド（Nicotinamide Mono Nucleotide）の略で、ビタミンに似た物質のことです。母乳に含まれていることからわかるように人間の体内にも存在しています。またブロッコリーや枝豆などの野菜にも含まれています。

ＮＭＮが優れているのは、体内でＮＡＤ（ニコチンアミドアデニンジヌクレオチド）という物質に代わることです。

このＮＡＤがサーチュイン遺伝子という物質を活性化する働きを持っているのです。

サーチュイン遺伝子は別名「長寿遺伝子」と呼ばれるものです。ＤＮＡの修復や細胞をストレスから防ぐ力を持つとされます。

また、前章でお伝えした老化の原因になる活性酸素や慢性炎症から身体を守ってくれる。

結果として、ＮＭＮは人を元気にして若返らせ、寿命を延ばす効力があるわけです。

ただし弱点があります。

誰しもの身体の中にあるＮＭＮは、加齢によって減っていくのです。人体のＮＭＮの総量は、40歳になると10代の頃の半分にまで減り、60歳になると10分の１にまで減少すると言われています。

だから外からＮＭＮを補充するのです。

ＮＭＮは気軽に経口できるカプセルやタブレットになっているので、摂取が楽なのもいいところです。

目安は１日につき２５０㎎から飲んでもらうのがいいでしょう。朝１２５㎎、夜１２５㎎で飲むようにします。

慣れてきたら１日５００㎎に増やすのもいいでしょう。

私は、いま１日５００㎎飲んでいて、すこぶる元気です。

ただし、このＮＭＮも、品質に大きな差があるので、信頼できるものを手にしてください。

●その3・糖質を控える

老化の主な原因の1つに「慢性炎症」もあります。

この慢性炎症を引き起こす大きな要因の1つが、実は「糖質」です。

糖質とは炭水化物から食物繊維を除いたものの総称。白米やパスタ、食パンやじゃがいも、もちろん砂糖類などが糖質を多く含みます。日常的にこれらから糖質を摂っている人がほとんどだと思います。

しかし、糖質を摂りすぎると「リーキーガット症候群」のリスクが高まります。

もののしい名前ですが、英語で「腸」を意味するガット（gut）と「漏れる」の意味のリーキーを併せた言葉で「腸漏れ症候群」のことです。

文字通りリーキーガット症候群になると、腸の粘膜が傷つくことで、腸の隙間から細菌やタンパク質、毒素などが漏れ出して、血液中に入り込みます。

そして血管を通して身体中にそれらの物質が広がってしまいます。

問題は腸から漏れて体内に入り込んだ物質を、私たちの身体が「異物」と認識することです。

免疫反応によって私たちの身体は、何とかしてこの異物を取り出そうとします。

本来は必要のない免疫反応であるため、これが身体そのものの負担になる。さまざまな部分に「炎症」として被害が現れて、これが慢性化するのです。

こうして慢性炎症がひとたび起こると潰瘍性大腸炎やクローン病などの炎症性の腸疾患になる可能性が高まります。頭がボーッとして霧の中にいるような気持ちになる「ブレインフォグ」の症状も出やすくなります。

リーキーガット症候群から引き起こされる慢性炎症が怖いのは、わかりやすい発熱や痛みなどを感じにくいことです。

「なんとなくだるい」
「どうも調子が悪い」
「ボーっとする気がする」

そんな曖昧な症状だから、病院に行くのを怠りがちになります。しかし、その間も刻一刻と、腸内から溢れ出てはいけない物質が身体中をかけめぐっている。

そして気がつけば、大病につながり、見た目も老け、後戻りできないところまで老化が進行してしまうかもしれないわけです。

だから、若返りを図《はか》りたいなら、病気を避けたいならば、リーキーガット症候群の原因になる「糖質」を控える食生活をしましょう。

本来なら、食事のすべてでパンやご飯、パスタといった炭水化物を食べず、根菜などを食べずに、牛肉の赤身の部分や鶏肉、あるいは魚など、タンパク質と少しの脂質を中心に食事をするのがベストです。

「野菜は糖質が少ないからいいだろう」

そう思われる方も多いと思いますが、意外にも野菜には糖質が多く含まれているものが多いのです。

とくにじゃがいも、さつまいも、カボチャ、人参、玉ねぎ、ごぼうといった根菜類には、糖質が多く含まれています。

小松菜やほうれん草、春菊など葉物を中心に摂るのがいいでしょう。

もちろん、砂糖などの糖分も避けたいところです。

「ならば、代わりに甘みをバナナやいちごで……」

などと考える方もいそうですが、果物に含まれる果糖は、糖分がたっぷり含まれています。ビタミンが豊富だし、植物由来なので、イメージは健康的ですが、糖質には変わりありません。それどころか、果糖が最も慢性疾患を引き起こしやすいという医学論文は10年以上前からたくさん出ています。

皮膚が老化する際、何が起きているかと言うと、コラーゲンが減っています。糖はそのコラーゲンを壊すのです。だから老化するのです。

フルーツたっぷりのスムージーが、「美味しくて、ヘルシー」などといって人気ですが、私に言わせたら、「美味しくて、ヘルシーな雰囲気」だけです。ビタミンは入っていますが、それを余りある果糖を摂取しているわけですから。

いいえ、ビタミンCも、スムージースタンドみたいな光をがんがん浴びている場所では、光はビタミンCをすぐ分解しますから、すでに分解されてほとんど残っていません。

ビールやお酒以上に、飲み過ぎ注意です。

食品100g中に含まれている糖の量

食品名	糖の量	食品名	糖の量
ご飯（精白）	34.6g	ショートケーキ	41.7g
もち	50.8g	ケーキドーナッツ	58.7g
食パン	44.2g	きな粉（脱皮大豆）	18.4g
フランスパン	58.2g	はちみつ	81.7g
あんパン（こしあん）	52.2g	キャベツ	3.9g
うどん（ゆで）	19.5g	玉ネギ	6.9g
そうめん（ゆで）	23.3g	タケノコ（ゆで）	3.2g
中華麺（ゆで）	25.2g	ほうれん草	0.3g
スパゲッティ（ゆで）	28.5g	緑豆もやし	1.7g
小麦胚芽	40.7g	カリフラワー（ゆで）	2.9g
そば（ゆで）	24.5g	イチゴ	5.9g
緑豆はるさめ（ゆで）	18.0g	オレンジ	9.4g
ポテトチップス	51.8g	バナナ	21.1g
甘辛せんべい	83.1g	絹ごし豆腐	0.9g
あられ	85.0g	木綿豆腐	0.8g
どら焼き（つぶあん）	59.9g	生湯葉	5.1g
カステラ	61.8g	さやいんげん（生）	3.0g
きび団子	72.9g	豆乳飲料	6.9g
ポップコーン	54.1g	納豆	4.8g

日本食品標準成分表（八訂）2020及び増補2023より作成

もっとも、こうして糖質を本気で普段の食事から切り離していくのは現実的ではないでしょう。パスタも美味しいし、果物の甘みはたまらなく幸せになります。

ですので、「糖質は身体によくない」「老化の原因につながる」と理解したうえで、あくまで嗜好品《しこう》として適量を楽しむ気持ちを忘れずにおくのです。

たとえば、3食食べるうちの夕食は炭水化物や糖質を抜いたメニューにする。

外食のときだけは仕方ないけれど、家では白米やパンは食べない。

あるいは逆に外食のときこそステーキだけ食べて、主食は残すのもいいでしょう。

そんな「1日のうち1食だけ糖質を減らした食事メニュー」にすると、とても実践しやすいはずです。

まずは、明日の夕食、白米を抜くところから始めてみてはいかがでしょう？

●その4・腹八分目を意識する

食の話が出たので、続けてこれをお勧めします。

日頃から食事のときは「腹八分目」で終えましょう。


よく言われてきたことですが、医学的にも根拠があります。

オートファジーを活性化させるからです。


オートファジーとは、身体の中で古くなった細胞を回収・分解して、新しい細胞にリサイクルするシステムのことを言います。

語源はギリシア語。「Auto ＝自分を」「Phagy ＝食べる」という意味です。

本書で繰り返し述べているように、このオートファジーが加齢によって機能しなくなることを「老化」というのです。


オートファジーの仕組みを少しひもときます。

私たちの細胞の中にはオートファゴソームと呼ばれる球状の膜が存在しています。

オートファゴソームは、細胞の中にあるタンパク質やミトコンドリアといった他の物質を飲み込んで回収する機能を持っています。そしてさまざまなものを飲み込んだオートファゴソームに、リソソームという消化酵素が合わさると、取り込んでいたタンパク質がアミノ酸に変わります。このアミノ酸を利用して再度、身体の中でタンパク質を作ることに使われます。

こうして、細胞はリサイクルされる、オートファジーに至るわけです。

若いうちは、どんどんこのオートファジーが働くので、顔にシミやシワもできづらく、内臓の調子もよく、筋肉も鍛えるだけついてきます。

しかし、加齢によってこのオートファジーの機能は働きづらくなります。細胞がリサイクルされなくなるため、シミやシワも増え、内臓の調子も悪くなりがちで、病気にもなりやすくなっていく――。

このように衰えたオートファジーを簡単に活性化できる方法が、「腹八分」なのです。

なぜお腹いっぱい食べないことで、オートファジーが活性化するのか?

諸説ありますが、生物が飢餓状態になると、より「生きよう」とする働きがあるからだと考えられています。

すべての生物は、できる限り自分の遺伝子を残そうとする本能を持ちます。飢餓状態になることとは、死が近づくこと。すなわち、遺伝子が残せなくなることにほかなりません。すると、生物は遺伝子レベルで「生き残ろう!」というプログラムが強く働き始めます。オートファジーは、飢餓状態にこそ反発して強く働くのです。

ひるがえって、お腹いっぱい食べない、胃袋が少し満たされない「腹八分目」は、ちょっとした飢餓状態に陥ることでもあります。

自然と「生き残ろう!」とするプログラムが稼働し始める。オートファジーという最も効率的に生存確率を上げるシステムが再起動するわけです。

長寿の秘訣に「粗食」あり。
ハングリー精神がなければ生き残れない。
古くから言われてきたことの中には、確かに正しいこともあるのです。

●その5・過剰な運動を控える

古くからよく言われてきたことといえば、「運動が健康にいい」という言説がありま
す。
しかし、これは気をつけてほしいところです。
過剰な運動は害悪にもなるからです。
フランスのル・マン近郊で毎年行われる自動車レースに「ル・マン24時間レース」と

いうものがあります。すでに100年続く歴史あるレースで、24時間かけてクルマを走らせ続けて順位を競うというものです。

十数年前、私は現地で観戦したことがあるのですが、時間が立てば立つほどリタイアが続出していきます。ドライバーの運転ミスもありますが、クルマのあちらこちらに不具合が生じてくるからです。丸1日の長時間をフルスロットルに近い状態で走るような過酷なレースは、クルマのあらゆる部品や構造に異常な負荷を与えます。それに耐えきれずクルマが悲鳴をあげて、物理的な劣化スピードが早まるのです。

まさに過剰な運動が、クルマを瞬時に老化させるわけです。

同じことが人間にも起こります。

過剰な運動、たとえばフルマラソンやトライアスロンといった、日常生活から考えたら常軌を逸する運動に本来、人間の身体は適応できるように作られていません。ル・マン24時間レースを走らされるスポーツカーのように、身体が酷使されてボロボロになります。

アメリカにジム・フィックスという作家がいました。

彼は70年代に「健康にいい」とジョギングを流行らせて、アメリカはもちろん、全世界でジョギングブームを巻き起こした人です。

そのジム・フィックスはジョギング中に心臓発作で倒れて、亡くなっています。


過剰な運動が人間の身体に悪いのは、具体的には体内の活性酸素を異常に増やしてしまうからです。

活性酸素は酸素が燃やされることで発生します。

過剰な運動は、どんどん酸素を消費して燃やすことになる。適度な活性酸素は、体内の細菌などを駆逐することに作用するので必要なのですが、過度になると身体そのものを攻撃し始めます。サイトカインストームと同じ働きです。

ようするに活性酸素は、細胞の入れ替わりを停滞させる老化を促進することになる原因の1つ。つまり、老化を促進して、細胞をどんどん痛めつけることになるのです。

もっとも、すべての運動が身体に悪いということではありません。「適度な運動」は脂肪燃焼を手助けし、筋力アップにもなり、健康な身体づくりを手助けすることになります。

では、適度な運動の「適度」とは何を基準にすればいいのでしょうか？

明確な公式があります。

(220－あなたの年齢)×0.8

右の公式で出てきた数字が、あなたが運動をするときに最適な「脈拍」です。

たとえば、あなたが55歳ならば、「１３２」、あなたの年齢が60歳ならば、「１２８」が最適な脈拍になります。

この脈拍数以上にならないように、有酸素運動、たとえばウォーキングやジョギングを40分以上続けるのです。

実際にその脈拍で走ってみるとわかると思いますが、ぜえぜえと息があがるような負荷ではありません。走ってもうっすら汗をかいて、息が切れない状態くらいです。

「この程度の運動で、痩《や》せられるのか?」と思われる方もいるかもしれません。

そこがポイントです。

負荷が弱い運動ならば、長く続けられるからです。

いわゆる「痩せたい」とは、単純に体重を下げるのではなく「脂肪を燃焼させせたい」だと思います。脂肪を燃焼させるためには、有酸素運動である必要があります。私たちの身体は、呼吸をしながら運動すると脂肪をエネルギー源として使う仕組みになっています。しかも脂肪が燃焼しはじめるのは、有酸素運動をしてから20分ほど経過してからとなります。

だから、先ほど「ウォーキングなどの有酸素運動を〝40分以上〟続けてほしい」とお伝えしたのです。いくら有酸素運動でも20分でやめたら脂肪は燃焼されないからです。

しかし、強い負荷、たとえば脈拍が160を超えるような全力疾走をすると、そもそも酸素ではなくブドウ糖をエネルギーにする無酸素運動になってしまいます。脂肪はエネルギーとして使われず燃えないのです。そして無酸素運動は効率が悪いため、すぐにバテます。体力が持たず、わずか数分で動けなくなる。持続的な運動ができないのです。

一方でごく負荷の弱い有酸素運動が良いところは、酸素を燃焼しながらも、活性酸素を増やしにくいことです。加えて、30分以上の運動も辛《つら》くないので継続しやすい。

結果として、活性酸素を増やさずに効率的に脂肪を燃やせる。

若返って、痩せられる、というわけです。

コツは週に2回くらい、40分ずつ走る、などムリのないところから始めることです。

それが3週間続けられたら、もう「走らないと気がすまなく」なる。有酸素運動をすると約6割の人がランナーズハイの状態になると言われています。

ベータエンドルフィンという脳内麻薬が分泌されて、気持ちよくなってくるからです。

そして半年も続けていくと、心肺機能が上がって、もっともっと走れるようになってきます。距離も伸びます。


私がまさにそれでした。

医師となってからあまり運動をしてこなかった私は、週2回、走るところから始めてみました。

最初は「めんどくさいな」と思っていたのに、だんだん気持ちよくなっていきました。

そして1年続けた頃には、体重が減ったのはもちろん、長距離を走ることを苦に感じなくなりました。

その状態になってから、アフリカ大陸最高峰であるタンザニアのキリマンジャロ、5895mを登りきることができたのです。

千里の道も一歩から。
キリマンジャロも週40分から。
老化防止の道もまずは一歩から、なのです。

●その6・水分補給を欠かさない

適度な運動とセットでしてほしいのが、水分補給です。

運動をするときは30分に1度は必ず水分を摂るようにしましょう。

運動をすると、血流が良くなるのですが、同時に赤血球がしなやかに変形できずに毛細血管で詰まったようになります。いわゆる「血液ベタベタ・ドロドロ」といった状況になるのです。

言うまでもなく、血液は酸素を運ぶ大切な役割を担っています。そして血液の半分は水分によってできています。脱水症状などが起これば、当然、血液がドロドロになる。そして血管が滞《とどこお》ると、身体中に酸素が行かず、やはり老化を進めてしまう。細胞を劣化させるからです。

しかし水分をこまめに摂っておくと、赤血球がしなやかさをとりもどし血液サラサラの状態になってくれます。これは運動をしていなくても、あり得ることなので、水分はこまめに大目に摂るに越したことはありません。

よく「1日2リットル以上水を飲むと良い」などと言いますが、量は人それぞれで大丈夫。「2リットルも飲むと、お腹がちゃぷちゃぷになる……」という人ならば減らせばいいでしょう。ちなみに私は1日8リットル飲む時期もありました。

むしろ、1日に飲む量よりも、水分摂取に関して気をつけたいことは、以下の3つです。

1つは繰り返しになりますが、「こまめに水分摂取する」ことです。

これは脱水症状を避けるのが第1の目的です。

脱水症状は、喉が乾いた状態では、実はもう危険の第一歩を歩いていることになります。事前に水分を摂っておき、「喉が渇きにくい状態」にしておくことがコツです。なので、先に挙げたように「30分に1回」くらいは水分摂取を心がけましょう。

2つ目は「お茶やコーヒーなどは摂りすぎない」ことです。

水分摂取は、何も水だけではなく、お茶やコーヒー、ジュースやスープでも摂れます。しかしお茶やコーヒーなどにはカフェインが含まれているのでお勧めできません。カフェインは身体にとっては神経毒とされるものです。

毒だから身体から排出しようとして、頻繁に尿が出るのです。

代謝のためにムダにエネルギーを使うことになるし、せっかくとった水分も排出されたら意味がありません。

もちろん、美味しいという理由で飲む嗜好品としては問題ありませんが、水分補給の代わりにカフェインが入ったお茶やコーヒーを飲む、という行為は避けたほうがいいでしょう。もちろんビールやお酒なども同様です。

3つ目は「できるだけ冷たい水分は避ける」ことです。

極めて冷えた水などを体内に含むと身体が冷えて、代謝が悪くなります。その結果、ウイルスや細菌を倒す免疫力が落ち、細胞の力も弱まる。むしろ老化につながるからです。もちろん、本当に暑いときに飲むキンキンに冷えた水やビールは美味しいので、嗜好品としてたしなむのはいいでしょう。

しかし、できる限り、常温、あるいは白湯《さゆ》のような状態で水分摂取するのが理想であることは頭に入れておきましょう。

●その7・熱い風呂でデトックスする

老化の原因になる慢性炎症。

その原因として、もうひとつ大きいのが、「身体の中に蓄積された金属」です。

「身体の中に……金属？」と驚かれる方もいるかもしれませんが、魚や野菜、米などはそもそもカドミウムや水銀、アルミニウム、鉛などの微量の金属を含んでいます。それを食事の中で摂ることで、少しずつ私たちの身体にも蓄積しているのです。

余談ですが、玄米は健康にいい、すばらしい食品に見えますが、大量のカドミウムを含んでいます。もちろん白米にも含まれていますが、表面を削っていない玄米のほうが多く残っているのです。

あと日本人に多いのは、歯科治療に使った銀歯。

銀歯をつけているだけでも、少しずつ銀が体内に蓄積しています。可能な限り、歯科でセラミックなど別のものに代えてもらうのがいいでしょう。

いずれにしても、こうした金属が体内に蓄積すると、やはり「異物」と身体が判断。それを追い出そうとして炎症が起こり、慢性炎症になる可能性が高いのです。

そこで実践してほしいのが「デトックス」です。

デトックスとは解毒や浄化という意味で、よく身体の老廃物を排出するときに使います。

金属のデトックス方法として、最も一般的なのが「キレーション」でしょう。

キレートとは、ギリシア語で「カニのハサミ」のこと。カニのハサミのように、金属などの有害物質をはさみこんで身体の外に出す、という意味を表しています。

具体的にはキレート剤と呼ばれる薬剤を点滴。キレート剤に付着した金属を排泄《はいせつ》させるというやり方があります。

もっとも、私はあまりこのキレーションを勧めていません。

キレーション自体が身体に負担がかかるからです。そして、もっと簡単なデトックス法があるからです。

それが「熱いお風呂に入ること」です。

熱いお風呂に、じっくりと少なくとも20分ほど浸《つ》かってください。すると、さらりとした水のような汗ではなく、じとっと重たい、少し濁った脂汗が出てくるはずです。

この脂汗こそがデトックスの証しです。

脂汗には分解された脂肪が含まれていて、そこにはカドミウムやアルミニウムといった身体の中に蓄積されてきた金属も含まれています。

つまり、脂汗とともに体外に排出される、というわけです。

「なるほど！　それなら私の好きなサウナも良さそうだ」

そう思われる人も多いでしょうが、サウナは危険です。

風呂と違って頭から温めてしまうからです。

「頭寒足熱《ずかんそくねつ》」とはよく言ったもので、頭、具体的には脳は温めると負担が大きくかかってしまいます。本来は冷やしたほうがいい部位です。風呂は身体はあたためても頭、脳は熱くしないので、似て非なるものなのです。

加えて、熱いサウナと水風呂を行ったり来たりして「整う」などと言われていますが、それはアーユルヴェーダでいうと、「風のエネルギー」を自ら乱れさせていることになります。冷えや乾燥のもとになって、気分はなんだか爽快《そうかい》かもしれませんが、ただ心身を酷使しているだけです。

決定的なのは、サウナでかく汗が、ほとんどの場合、金属を含まないことです。サウナには乾式と赤外線式があるのですが、乾式サウナでかいた汗は、無色透明の汗が出ることがほとんどでした。いわば、水と塩しか含まれていない汗です。金属を含んだデトックスになる脂汗は、赤外線式サウナに入ったときにこそ出ていたのです。
ところが、いま日本にあるほとんどのサウナは乾式サウナです。老廃物も金属も出ていないのに、多くの人が「整った！」と気分だけ爽快になっているわけです。

あなたはぜひ、サウナではなく熱い湯船に浸かって、心身を整えてください。

●その8・基礎代謝をアップさせる

加齢によるホルモンの低下も、細胞を不活性化させて老化を進ませる要因だと前章でお伝えしました。

このホルモンの低下を補うために実践してほしいのが、「基礎代謝をアップさせる」ことです。

私が勧めたいのは、オーソモレキュラー療法。

ギリシア語で「正しい」の意味であるオーソと、「分子」の意味であるモレキュラーを合わせた言葉で、身体の分子バランスを正しく整えよう、というのが狙いの療法です。

日本語で「分子整合栄養医学」と言われるように、投薬などではなく、基本的に食事とサプリメントと生活習慣によって身体を改善させるというもの。

具体的には、血液と尿をまず採取。ビタミン類、鉄、亜鉛、カルシウム、アミノ酸など、数多《あまた》ある栄養素の中で、その人の身体に足りない栄養素を判定。その人に即した足りない栄養素を、食事とサプリメントで補って、生活習慣も変えることで改善していくわけです。

これに基づいて、食事と生活を変えれば、加齢によって乱れがちな代謝、そしてホルモンはバランスよく回復していきます。

その9・睡眠を何より大事にする

最後に強調したいのが、これです。

「睡眠」を何よりも大切にしてください。

寝不足は身体を酸化させる、つまり老化を促進するからです。

これは私ががんの治療である患者さんを診ていて実感したことでもあります。断糖とビタミンC点滴によってがん治療をよくするのですが、そのとき、患者さんの血液中のビタミンC濃度を定期的に測るのです。

まだ40代前半の若い患者さんだったのですが、ある時だけビタミンCの血中濃度がすさまじく下がっていたときがあったのです。それは身体が酸化していると起きる状態。

あまりに異常値だったので「今日、何かいつもと違うことをしましたか？」と尋ねたら、「実は昨日2～3時間しか眠ってなくて」と言う。その後、もしや、と思って自分を含めた睡眠時間が短いときの身体のビタミンC血中濃度を測定すると、やはり身体が酸化していがちなことがわかったのです。

考えてみたら、睡眠時間が短いということは、活動時間が長いということです。起きて活動しているときは睡眠時よりも、酸素を常に取り入れているわけです。当然、体内に取り込まれる酸素が多くなり、酸素消費量も多くなる。酸化するのは当然とも言えるわけです。

加えて、睡眠を重視したい理由として、近年、「寝ている間に脳脊髄液《のうせきずいえき》の浄化がされている」という説があることです。

脳脊髄液とは、脳と脊髄の間にある透明な液体のことで、「髄液《ずいえき》」とも呼ばれます。

その役割は「脳の老廃物を流す」「ホルモンを運ぶ」などと言われていますが、いずれにしてもこの脳脊髄液がうまく作用していないと、脳の老廃物が流れ出ず、ホルモンが運ばれなくなる。まさしく、細胞の新陳代謝を鈍らせる、老化の源になるわけです。

その大切な脳脊髄液が、睡眠時にクリーニングされる。裏を返せば、眠れないとクリーニングされなくなるのです。若返りを目指すならば、やはり質の高い睡眠を、しっかりと毎日とる必要があるということです。

では、どれくらい睡眠をとれば良いのでしょうか。睡眠の長さはできれば8時間。難しければ6時間でも構いませんが、できるだけ長くとるのがベターです。

また睡眠の時間に関しては、長さよりも「タイミング」のほうが大事です。

睡眠のゴールデンタイムと言われる「夜10時〜深夜2時」の間、4時間は必ず眠っているようにしたいものです。実はこの時間帯に睡眠をとると脳の下垂体から成長ホルモンが分泌されると言われているからです。別名「若返りホルモン」と言われるほど、ホルモンの低下を補い、細胞を若返らせる作用があるのです。

その意味で、夜型生活は見直しましょう。

「年をとってからなんだか長く、深く眠れなくなった」と嘆く方は多いものです。睡眠も実は体力を使います。体力の余りある若い頃は、長時間眠れたものですが、加齢するごとに長い時間眠れなくなるのは当然とも言えます。

ただし、幹細胞培養上清液を投与するとこれも変わります。

細胞が若返り、若さを手に入れるので、まるで高校時代に戻ったかのように、ぐっすりと質の高い眠りに長くつくことができるのです。

こうして深い眠りにつけば、また成長ホルモンが促進されるのでさらにどんどん若返れる、というわけです。

このように、本章で紹介してきた9つの若返り法は、それぞれが影響しあって効果を倍増させます。自分にあったものを選択して、まずは1つから始めてみましょう。そして効果を実感できたら、もう1つをプラス。余裕が出てきたら、またもう1つプラス……と試してみるのがいいでしょう。

繰り返しになりますが、老化防止の道も一歩から、です。

第4章

進化し続ける「リバースエイジング」の手法

●「若返り」の魔法は、アップデートしている

「リバースエイジング」という言葉をご存知でしょうか？

似た言葉にアンチエイジングがありますが、こちらは「アンチ＝反対・対抗」の意味があるように、今ある若さを保ってこれ以上、老化しないことを目指した健康・美容法。

一方のリバースエイジングは、「リバース＝戻る・戻す」がついているように、実際の年齢よりも、ずっと若い身体を手にする、「若返り」のことを指します。

本書で紹介してきた、幹細胞培養上清液の投与による細胞の新陳代謝の促進はまさにリバースエイジングの手法です。しかもリバースエイジングの最先端であり、最も効果が高いジャンルの1つと言えるでしょう。

もっとも、その幹細胞培養上清液の投与も、4～5年前までは、マイナーな治療法でしかありませんでした。

ここ数年で急速に進化、浸透してきたのです。

裏を返せば、リバースエイジングの手法は、日々進化しているということ。

今後も、斬新かつ効果的な新たな治療法が発表されることが大いにあり得ます。

あるいは、かつては「あまり効果がない」「トンデモだ」と言われた手法であっても、技術革新や新発見によってアップデートされ、一躍、驚くべき効果が期待できるリバースエイジング法として脚光を浴びることもあるのです。

潮流は、すでに見えています。

最終章では、そんなリバースエイジングの新手法、あるいはそれに関連した新しい治療法などを紹介していきます。

あなた自身の知識もアップデートしてみてください。

●ヨード療法の新展開

「がんに効果がある」として「ヨード療法」がもてはやされた時期がありました。

ヨードとはヨウ素のこと。昆布やわかめなどの海藻類に多く含まれる成分で、私たちの身体には、甲状腺ホルモンの主原料としても使われています。

甲状腺ホルモンとは、成長ホルモンと言われるように、新陳代謝を促したり、身体の多くの細胞を活性化させたりする働きを持っています。

ヨード療法は、その機能を利用して新陳代謝を促し、免疫力を高めて、各種がんに対抗する療法でした。

ところが、このヨード療法は「あまり効果が見られない」と言われ、消えていきました。いつの間にかその名前すら聞く機会がなくなっていたのです。

ただし近年、またあらためて「ヨード療法」の名を頻繁に聞くようになっています。かつてとはまた違う新しいヨード療法がじわじわと浸透し始めているのです。

何が違うのかといえば、ヨードそのもの、です。

かつてヨード療法で使われていたヨードは「イオン型ヨード」と呼ばれるものでした。イオンとはイオン化したヨードのことで、マイナスに帯電した状態です。

そう書くと、少し難しく思えるかもしれませんが、ようするにマイナスを帯電しているせいでイオン型ヨードは、実は細胞の中にヨードが入り込めないことがわかったのです。

これは昭和大学の佐藤均《ひとし》教授が２０２２年になって発見した事実です。それを知らずに、かつてのヨード療法は、イオン型ヨードを使っていたため、「効き目がわかりにくい」とされて、廃《すた》れていったわけです。

だからといって、ヨードが持つ本来の特性が間違っていたわけではありません。イオン化した状態ではないヨード、「分子型ヨード」と呼ばれるものを使えば、しっかりと細胞の中にまで入り込み、がん細胞内で活性の強いヨウ素化合物に変化する。そして、がん細胞の自然死を促すことがわかったのです。

特筆すべきは、この効果的な分子型ヨードが、効き目がなかったイオン型ヨードに比べて、低価格なことでしょう。

かつて流行ったイオン型ヨードは、１回の点滴で4万円ほどの治療費がかかりました。しかし、分子型ヨードならば1回の投与で３０００円程度で済みます。

新しい「ヨード療法」が大注目

従来の「イオン型ヨード」ではなく、「分子型ヨード」を使えば驚くほどの効果が見られる

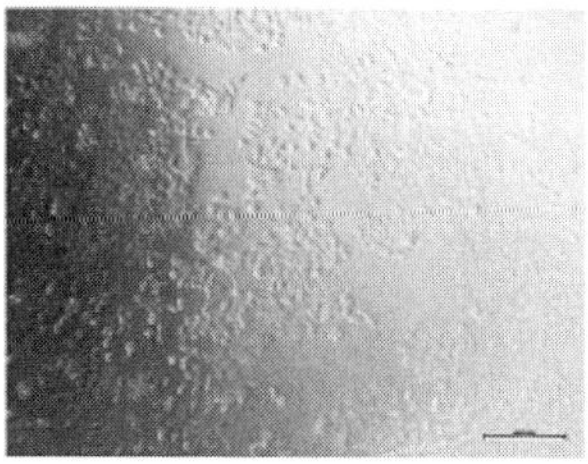

分子型ヨード添加前のがん細胞の状態

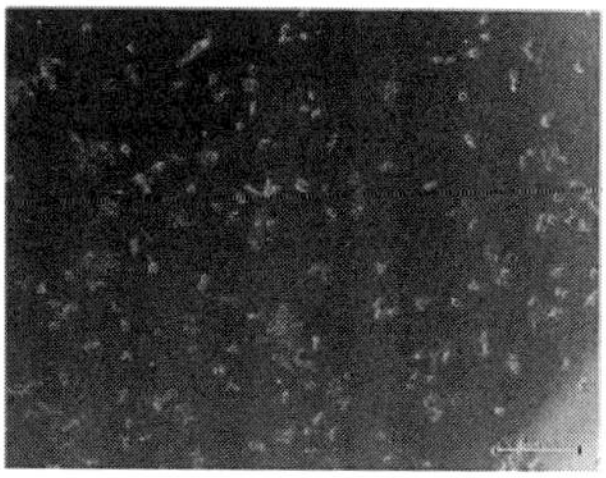

分子型ヨード添加後のがん細胞の状態

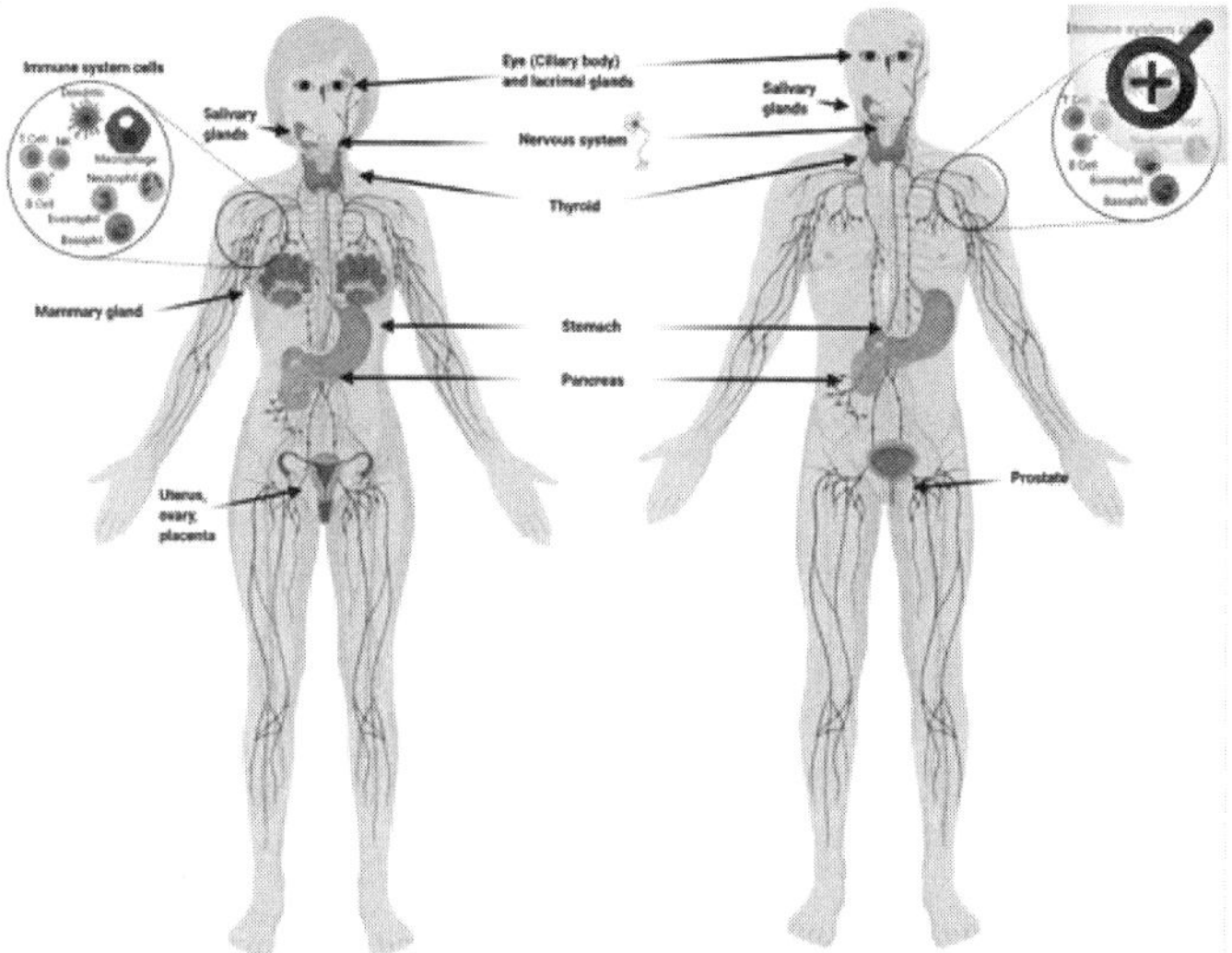

ヨードを吸収しやすい臓器

確実に細胞の中にまで入り込めるため、分子型ヨードなら、それほど大量に投与する必要がないからでしょう。

加えて、かつてのイオン型ヨードの時代は、金儲けに走った悪徳業者が多くいたことも、この金額差の元凶にはありそうです。

いずれにしても、かつてのヨード療法は消えるべくして消えた治療法。

しかし、過去のイメージを持ったまま「ヨード療法は効かない」と決めつけてしまうのは、大きな勘違いです。

生成ＡＩなどのＩＴテクノロジーの領域がすさまじい勢いで進化しているように。

人々の価値観が多様化して表現のコンプライアンスが日々変化しているように。

ものごとはすべてアップデートされています。

健康や医療に関する情報も同じです。

「そういうものだ」
「あれはインチキだ」
「教科書になかった」

そんなレベルで停滞している医師や識者の話を鵜呑《うの》みにするのはやめましょう。

リバースエイジングの知識、事実も日々アップデートを繰り返し、新陳代謝をしているのです。

●コロナ後遺症に対する「銀イオン水」の可能性

新たなヨード療法を発見した昭和大学の佐藤均教授と言えば、「銀イオン水」に関しても、多くの新たな可能性を見いだしています。

そもそも銀は古来食べ物や飲み物の腐敗を防ぐことで知られてきました。

だから、銀食器や銀製のフォークやナイフが使われてきたのです。

銀イオンとは、そんな銀の原子からマイナスの電子が外《はず》れ、イオン化したものです。化学式でいうと「Ag+」で表されます。銀が活性化した状態になるため、さらに殺菌効果が強くなるとされています。

実際、銀イオンの強い殺菌効果を活用した多彩な製品がすでに出ています。浄水器、消臭剤、防臭加工された衣類……といった具合です。あなたの家にも1つくらいはあるのではないでしょうか。

もっとも、ここまで広まっている銀イオンですが、殺菌原理についてはまだはっきりとわかっていません。

水分が加わると銀イオンが活性酸素に変わり、その活性酸素が細菌の細胞膜に穴を開けて細菌を死滅させるという「活性酸素説」。

細胞よりもずっと小さいナノミクロン（1／1000000㎜）のサイズであるため、細菌の細胞膜組織を通過して、内部に入り込んで細菌内の酸素の働きを止めて死滅させる「酸素障害説」。

そして、銀イオンが細菌のDNAの二重構造に作用することで細胞分裂の機能を停止させ、細菌を死滅させ、増殖することを防ぐ「細胞分裂停止説」。

こうした3つの仮説が有力視されていますが、確かな定説がないのです。

にもかかわらず、「Ag+」や「銀イオン」といった名前が、当たり前のようにたくさんの商品パッケージで見られます。

ひとえに、それほどまでに銀イオンの殺菌効果は高く、かつ安全・安心である証左でしょう。

この銀イオンを「銀イオン水」という水溶液にして点滴する治療法を開発したのが、前出の昭和大・佐藤教授です。

銀イオン水を点滴すると、ブレインフォグが解消されることがわかっています。ブレインフォグとは、頭に霧がかかったかのようにボーっとする症状。原因としては老化の一因とも言われる慢性炎症があると言われています。

しかし、銀イオン水の点滴によって、霧がすっと晴れるような体感があります。活性酸素説か細胞分裂停止説のおかげかはわかっていませんが、多くの患者さんが「効き目あり」と感じているのです。

ところで、このブレインフォグは、新型コロナウイルスに感染した方の後遺症に見られることでも知られています。

私は「もしや……」と考えて、コロナ後遺症に悩んで来院された5人ほどの患者さんに、これまで銀イオン水を点滴してきました。

半年、1年とブレインフォグをはじめとしたコロナ後遺症に悩まれていた方々が、「すっきりした」「だるさが消えた」とすぐさま効果を感じてもらえました。

銀イオン水の良いところは、安全性が高いため、口から飲んでも問題ないこと。極めて簡単に投与できることです。私自身、少しぼーっとするときに銀イオン水を飲んで、スッキリさせることが多々あります。

加えて、それほど価格が高くないことにも注目です。

１００ccの銀イオン水は１本１万７０００円。そこだけ切り取ると高いようですが、銀イオン水の推奨投与量は１回３ccです。約30回分が１万７０００円ですから、リーズナブルと言えるでしょう。

安全性も高く、即効性も高い。そして、安心・安全で、かつ安い。

老化の原因の１つである慢性炎症に効果がありそうなことも考えると、これからの新しく気軽なリバースエイジングの商品として「銀イオン水」がポピュラーになり得ることが予想できます。

●エクソソームを使った膵臓がんの早期発見

膵臓《すいぞう》がんは「最も発見しづらいがんの1つ」として知られてきました。

胃の裏側ほどにある小さい臓器なうえ、罹患《りかん》初期の頃は症状が出づらいからです。そのため、発見した頃にはすでに進行していて死亡率が高いことが大きな問題でした。2013年以降、膵臓がんで毎年3万人以上が死亡し、年々増加傾向にありました。

しかし、その常識も変わりつつあります。

新しい検査方法が現れ始めているからです。

「エクソソームマーカー」による判定です。

「あれ？」と思われた方は多いと思います。
そう、エクソソームとは、2章、3章でお伝えしてきた幹細胞培養上清液に含まれている成分のこと。がん細胞を攻撃して消す力を持つ「パーフォリンとグランザイムを増殖させる力がある」とお伝えしました。

もっとも、このエクソソームにはもう1つ「細胞内の情報を読み取って運ぶ」という性質があります。一方でがん細胞はごく初期から、特有の情報を持っているとされています。ただ、その情報を事前に検知するのは極めて難しいとされてきました。たとえ、何かしらの異常があっても、それがどの部位のどのがんになるのかまでは、まったく見えなかったからです。

しかし東京医科大学の落合孝広教授は、エクソソームに含まれるタンパク質の中から乳がん、肺がん、そして膵臓がんなどの特定に用いられることが期待できる解析法を発見。「エクソソームマーカー」として、膵臓がんなどの早期発見ができる可能性を発表したのです。

エクソソームマーカーの信頼度は高く、膵臓がんではないと特定する「特異度」は77％、膵臓がんであると特定する「感度」は88％だとされています。

このようにがんなどの早期発見の精度が高まっていけば、がんのリスクはうんと下がります。また、そうした技術が新しいリバースエイジングの新たな手法の足がかりになることも大いにあり得るのです。

●「光治療」が照らすもの

いま、私が最も注目している治療法が「光治療」です。

これは赤、青、黄、緑の4色の光線を身体に当てることで、細胞に働きかけて、多くの疾患治療や若返りに活用しようというもの。

言うまでもなく、「色」に力があることは、経験的に多くの方が知っていると思います。

赤い色を見たり、身につけたりすると、興奮しやすくなり、気持ちが高ぶるものです。

青い色の部屋にいると、心が落ち着いてきたりするものです。

こうした色の効用は、光による効果です。

赤い光、青い光が持つ効果が、身体の細胞に作用することで、「なんだか落ち着く」「気持ちが高ぶる」と感じてくる。

それは感覚的な「心地」だけではなく、もっと実利的な効能がある。

こうした光治療を、いま世界的に提唱しているのが、メキシコ・ティファナのクリニック「HOPE4CANCER TREATMENT CENTERS」のアントニオ・ヒメネス院長です。

ヒメネス氏が言うには、赤青黄緑の光線が持つ効能は、以下のとおりです。

赤は「細胞の活性化を促進し、さまざまな白血球を刺激することにより、免疫システムを活性化」するとしています。

その結果、ストレスや疲労を撃退して、細胞・代謝の活性化、鎮痛、抗炎症、修復効果、血液の改善をする。また睡眠ホルモンであるメラトニンの分泌を増加させるため、睡眠の質を高めてくれることもわかっています。

青は「繊維芽《せんいが》細胞を活性化し、傷の治療」に効果的とされています。

強い抗炎症作用があり、アンチエイジング、抗菌作用、痛みの緩和などにも使える。繊維芽細胞とは皮膚の真皮層《しんぴそう》にある細胞で、コラーゲンやエラスチンといった成分を作る役割を持っています。そのため、傷の治療を早めたり、肌の質を若返らせることが期待できます。

黄は「幸せホルモンのセロトニンと、骨・免疫系に不可欠なビタミンDの代謝を促進」するとしています。

抗うつ作用や解毒作用、骨の育成などに効果が期待され、感染症の予防にも役立つのではないかと指摘しています。

そして緑は「赤血球中の鉄系血液化合物であるヘモグロビンに結合し血液を改善」とされています。血流を改善して、血管の修復を活性化、また細胞の弾力性を向上させる、といったことが期待されています。

にわかには信じられないかもしれませんが、それぞれの色の光を当てるだけで、これらの効果があるならば、すごいことです。薬などを投与せずとも、傷やうつ病を治して、痛みをとり、睡眠の質を上げてくれるのですから。

実際、私はヒメネス氏が開発した、腕時計型で4種の色の光線がそれをはめた腕に当たるようになる治療器具や、また中国から購入したレーザーポインターなどを試していますが、効果てきめんです。睡眠の質も上がり、腰の痛みなどは即座にとれます。

もっとも、いま手に入る光治療の器具は、値段が高すぎたり、安全面で不安があったりするのもまた事実。そこで今、私は個人的に治療機の開発を進めているところです。うまくいけば、幹細胞培養上清液を超えるすばらしい治療法、リバースエイジング法になると確信しています。

多くの病気に悩む方の未来への光になれば、と期待と希望を持っているのです。

●リバースエイジングのための「期待しないマインド」

新たな治療法やアップデートされる療法が今もこれからもどんどん現れる一方で、ずっと変わらない指針、リバースエイジングに、あるいは病気にならない「未病」のために欠かしてほしくない指針があります。

それが「ストレスを溜めない」ことです。

2章でお伝えしましたが、あらゆる病気の原因になり、老化を促す慢性炎症。その一因となるリーキーガット症候群の原因、第1位は「糖質」です。

では、2位が何かといえば、「ストレス」です。

精神的なストレスは、身体にもそのまま現れます。

ストレスを感じると、腸内フローラが異常をきたし、腸の粘液が弱まります。その結果、腸内の壁がゆるみ、悪性細菌や異物が体内に流れ出して、じわじわと慢性炎症になっていく、というわけです。

ストレスを溜めないことは、病気予防、若返りに直結するのです。

不規則な生活や、環境の変化、疲労など、ストレスの要因は多々ありますが、最もストレスとして大きく、頻繁なのは「対人関係のストレス」でしょう。

「夫が（あるいは妻が）私の話をまったく聞かない」
「上司のパワハラ、セクハラ発言に耐えられない」
「子供が勉強せずに、遊んでばかりいる」

誰かのわずかな言動に深くキズついたり、身近な誰かの立ち居振舞に憤《いきどお》ったり、誰かの理不尽な姿にストレスを感じている方は多いのではないでしょうか。

「なんなんだその態度は！」「ふざけるな！」「勉強しろ！」などと声を荒げたところで、相手の態度は変わらず、むしろストレスが増す……なんてことも多いものです。

そして、そのようにストレスを溜めることは、あなたを老化や、病気に近づかせているのです。

では、どうすればいいか？

相手が変わらないならば、あなたが変わるしかありません。

まずはこの２つを実践してください。


１つ目は「期待するのをやめる」です。


なぜ他人の言動に腹が立つかと言えば、あなたが他人に「期待しているから」です。

「妻は（あるいは夫は）自分に興味を持っているから、話を丁寧に聞いてくれる」

そんな期待を持っているから、そっけないそぶりをされると、その落差にキズつきます。

「上司は品行方正で、節度をもった人間であるべきだ」

そうした期待が強いから、それにはずれた言動をことさら厳しく糾弾してしまうのです。

「子供は一生懸命勉強して、幸せな未来を築いてほしい」

親として願いにも似た期待が強いから、その気がなさそうな振る舞いに、その差分にショックを受けて、イラッとしてしまうのです。

しかし、考えてみれば、「あなたが期待したせい」で余計なストレスを感じている、とも言えないでしょうか?

妻や夫も、他人でしかありません。

あなたの気持ちをすべて受け止めるはずはないし、あなた自身が思っている以上にあなたのことを考えていることはまずないでしょう。自分のほうがかわいいし、自分のほうを大事にしたい。それが本音です。

上司や子供だって同じこと。

あなたが過度の期待を持っているから、「なぜ?」「どうして?」、自分の思ったとおりの言葉をかけてくれないのか、行動をとってくれないのか、と憤慨するのです。

最初から期待するのをやめましょう。

もとより他人の言動はコントロールできません。

期待するのをやめれば、現実との落差が生まれません。落差がなければ、ストレスを感じる必要がなくなるのです。

生まれないどころか、万が一、「夫や妻が自分の話を熱心に聞いてくれたり」「上司として理想的な物言いをしてくれたり」「子供が自主的に勉強したとき」に、ことのほか、喜びを感じられます。

期待していないところから、差分が、むしろ幸福になるのです。

それでも相手に変わってほしいならば、自分の感情はおいておき、「仕組み」で策を練ったほうがいい。

家族に自分の話を聞いてほしいのなら「どうすれば、興味深い話し方ができるか」の策を練りましょう。

パワハラやセクハラ発言を繰り返す上司がいるなら「会社の担当窓口に伝える」「周囲の同僚と示し合わせて訴える」といった具体的な行動に出たほうが、事態は好転するでしょう。

子供が勉強しないならば、「それ以外に夢中になることを探して伸ばす」「どんな勉強ならば興味を持つのか、まず知って、そこに集中させる」といった具合です。

たとえば、よく洗い物をしているときにコップを割ってしまう人がいたとすると、

「またか……」

「もう少し注意できないの？」

文句のひとつも言いたくなる気持ちは、もはや湧き上がりません。「期待していない」からです。

むしろ「どうすれば洗い物でミスをしないか」を考えます。考えて、考えて、考えた結果、我が家で普段使いするコップは割れにくい、耐久ガラスに換えました。

落としても割れない。「仕組み」で解決させたのです。

真面目な人ほど、期待どおりにいかなかったとき、「なぜ？」「どうして？」と「WHY」で考えてしまいます。

だからどうしても、「（話を聞かないのは）自分を軽んじているからだ」「（パワハラ・セクハラ発言をするのは）人格がおかしいからだ」と、どうしてもストレスフルな結論に結びつきがちになります。

そうではなくて「HOW（どのように）」で考えるのです。

理由は考えず、方法論に頭のリソースを使えば、ムダにイライラせず、むしろポジティブなアイデアを練る楽しさすら感じられるでしょう。

ストレスの起点はいつも「期待しているあなた」であり、「なぜ？」と深掘りしてしまうあなたなのです。

他人は変えられないのだから、あなたが変わりましょう。

●相手の承認欲求を満たしてあげる

それができたら、次は2つ目。

「相手の承認欲求を満たす」ことを意識しましょう。

何も難しいことではありません。

相手の話をよく聞きましょう。

しっかりと相手の目を見て、言動を肯定してあげましょう。

「すごいね」「さすがですね」とほめることを忘れずに。

「それ、私が相手にやってほしいことなんだけど、なんで私がやらなくちゃいけないの？」

当然、そう感じますよね。

だからこそ、です。

承認欲求を満たしてほしい、そう思っているのはあなただけじゃない。

あなた以外のみな、誰しもが、承認欲求や自己重要感を満たしてほしいと考えているのです。

ならば、あなたが他者のそれを満たしてあげましょう。

裏返して、自分がそんな態度をとられたら、どうですか？　うれしいし、相手のことを好きになりませんか？


今、多くの人が自分の承認欲求や自己重要感ばかりを満たそうとしています。認められたい、すごいと思ってほしい、「いいね」が欲しい。

ならば、まずは他者を認めましょう。

「あなたはすごい」と口に出しましょう。

「いいね」を押しましょう。

その結果として、周りから求められる人間になるのです。


まずは他者に「期待しない」。

次に「相手の自己重要感を満たす」ことを考える。

順番が大事で、他者に期待したまま、相手を褒《ほ》め称えたりすると、また「なんでオレが」「私があれだけ褒めたのに」とむしろ苦しむことになります。

●病も若返りも「気」から

「先生、人は最長で何歳まで生きられるものなんでしょうか？」

たまにそうした質問を受けることがあります。

医学的な研究によると、病気などをしない限り「120歳まで」とか「145歳まで」といった説があるようです。

ちなみにアーユルヴェーダの世界では，800歳まで人が生きた時代があった、とされています。

もっとも、私はそうした実年齢の長さよりも、いかに元気に楽しく心地よく生きられるか。その長さのほうがよほど大事だと考えています。

年齢は数字でしかありません。

むしろ、元気で楽しく、をできるだけ長く続けられることを目標にすべきではないでしょうか。


私はいま62歳です。

火曜から金曜までは院長を務めるハタイクリニックで患者さんを診ています。そして仕事を終えてから、だいたい20時過ぎまではバンドの練習をしています。私はギタリストですが、他のメンバーは30～40代ばかりです。練習の後、必ず飲みに行きますが、私が誰よりも酒を飲みます。幹細胞培養上清液を週1回で打ち、NMNも摂取し、糖質はなるべく避け、睡眠もたっぷりととっているからです。

今の目標は3年後、武道館のステージに立つことです。

62歳になっても肉体が衰えず、新しい目標に邁進《まいしん》して、日々、楽しく過ごせているのは、身体が衰えていないからです。病気の不安もないし、うつで悩むこともない。身体が若いと、心も若くなるのです。

あれをやってみたい、これをやってみたい、と自然と前向きなマインドになり、日々を楽しく過ごせるのです。


この楽しさを変わらず持てることこそ、が若返りの醍醐味で、本質ではないでしょうか。本書を通して、私が伝えたかったのはその事実です。

日々アップデートされる若返り法、リバースエイジングの手法は数知れません。

どんどん試して、若返って、意欲あふれる気持ちを取り戻しましょう。

「あれがやりたかった」「こうすればよかった」

と振り返っている場合ではありません。

「あれがやりたい」「こうしたい」

現在進行系のモチベーションを、あなたはまだこれから手にできるのです。

WHYではなく、HOWを実践してください。

明日からではなく、さあ、今から。

装丁・泉沢光雄
企画協力・マスターマインド

■著者プロフィール

西脇俊二（にしわき　しゅんじ）

内科・精神科医師。精神保健指定医。

弘前大学医学部を卒業後、国立国際医療センター精神科に勤務。その後、数々の医療機関への勤務を経て、2009年に東京・目黒のハタイクリニックの院長に就任。漢方医学やアーユルヴェーダ医学、超高濃度ビタミンＣや糖質制限の食事療法などを用いて、がんやその他の難病の治療を行っている。『ATARU』『グッドドクター』『ドラゴン桜』など、ドラマ監修も多数。

著書に『ビタミンＣ点滴と断糖療法でガンが消える！』（KKベストセラーズ）、『断糖のすすめ』（ワニブックス）、『アスペルガー症候群との上手なつきあい方入門』（宝島社）、『繊細な人が快適に暮らすための習慣』（KADOKAWA）ほか多数。

ハタイクリニック　www.hatai-clinic.com

みるみる若返《わかがえ》る！
奇跡《きせき》の幹細胞《かんさいぼう》㊍《しん》療法《りょうほう》
増毛《ぞうもう》、不妊改善《ふにんかいぜん》から脳出血《のうしゅっけつ》・リウマチ・
ガン治療《ちりょう》まで

発行日　2024年　9月10日　　第1版第1刷

著　者　西脇《にしわき》　俊二《しゅんじ》

発行者　斉藤　和邦
発行所　株式会社　秀和システム
〒135-0016
東京都江東区東陽2-4-2　新宮ビル2F
Tel 03-6264-3105（販売）Fax 03-6264-3094
印刷所　三松堂印刷株式会社　Printed in Japan

ISBN978-4-7980-7249-4 C0047